# Bébé fait ses nuits

Révision : Josée Tétreault
Infographie : Luisa da Silva

**Catalogage avant publication de Bibliothèque et Archives nationales du Québec et Bibliothèque et Archives Canada**

Tobin, Cathryn
Bébé fait ses nuits

Traduction de : The Lull-A-Baby Sleep Plan

1. Nourrissons. 2. Sommeil. I. Titre.

BF720.S53T6214 2007 649'.122 C2007-941292-0

Pour en savoir davantage sur nos publications, visitez notre site : **www.edhomme.com**
Autres sites à visiter : www.edjour.com
www.edtypo.com • www.edvlb.com
www.edhexagone.com • www.edutilis.com

07-07



L'ouvrage original a été publié par John Wiley & Sons Canada, Ltd. sous le titre *The Lull-A-Baby Sleep Plan*

Dépôt légal : 2007
Bibliothèque et Archives nationales du Québec

ISBN 978-2-7619-2359-0

DISTRIBUTEURS EXCLUSIFS :

- Pour le Canada et les États-Unis :
  **MESSAGERIES ADP***
  2315, rue de la Province
  Longueuil, Québec J4G 1G4
  Tél. : 450 640-1237
  Télécopieur : 450 674-6237
  * une division du Groupe Sogides inc.,
  filiale du Groupe Livre Quebecor Média inc.
- Pour la France et les autres pays :
  **INTERFORUM editis**
  Immeuble Paryseine, 3, Allée de la Seine
  94854 Ivry CEDEX
  Tél. : 33 (0) 4 49 59 11 56/91
  Télécopieur : 33 (0) 1 49 59 11 33
  **Service commandes France Métropolitaine**
  Tél. : 33 (0) 2 38 32 71 00
  Télécopieur : 33 (0) 2 38 32 71 28
  Internet : www.interforum.fr
  **Service commandes Export – DOM-TOM**
  Télécopieur : 33 (0) 2 38 32 78 86
  Internet : www.interforum.fr
  Courriel : cdes-export@interforum.fr
- Pour la Suisse :
  **INTERFORUM editis SUISSE**
  Case postale 69 – CH 1701 Fribourg – Suisse
  Tél. : 41 (0) 26 460 80 60
  Télécopieur : 41 (0) 26 460 80 68
  Internet : www.interforumsuisse.ch
  Courriel : office@interforumsuisse.ch
  **Distributeur : OLF S.A.**
  ZI. 3, Corminboeuf
  Case postale 1061 – CH 1701 Fribourg – Suisse
  **Commandes :** Tél. : 41 (0) 26 467 53 33
  Télécopieur : 41 (0) 26 467 54 66
  Internet : www.olf.ch
  Courriel : information@olf.ch
- Pour la Belgique et le Luxembourg :
  **INTERFORUM editis BENELUX S.A.**
  Boulevard de l'Europe 117,
  B-1301 Wavre – Belgique
  Tél. : 32 (0) 10 42 03 20
  Télécopieur : 32 (0) 10 41 20 24
  Internet : www.interforum.be
  Courriel : info@interforum.be

Gouvernement du Québec – Programme de crédit d'impôt pour l'édition de livres – Gestion SODEC – www.sodec.gouv.qc.ca

L'Éditeur bénéficie du soutien de la Société de développement des entreprises culturelles du Québec pour son programme d'édition.

Le Conseil des Arts du Canada
The Canada Council for the Arts

Nous remercions le Conseil des Arts du Canada de l'aide accordée à notre programme de publication.

Nous reconnaissons l'aide financière du gouvernement du Canada par l'entremise du Programme d'aide au développement de l'industrie de l'édition (PADIÉ) pour nos activités d'édition.

Dr Cathryn Tobin

# Bébé fait ses nuits

## Prévenez les problèmes de sommeil avant qu'ils ne surgissent

*Traduit de l'anglais par Marie-Josée Tardif*

LES ÉDITIONS DE L'HOMME

*À tous les adorables bébés qui aiment tellement leurs parents qu'ils*
*ne peuvent tout simplement pas se résoudre*
*à leur dire bonne nuit, ce livre est pour vous!*

*Je suis heureuse de partager mes secrets sur le sommeil*
*avec vous et votre famille. J'espère non seulement apprendre*
*à votre maman et à votre papa comment*
*vous confier en douceur aux bras de Morphée,*
*mais je souhaite aussi leur expliquer ce dont vous avez besoin*
*pour bénéficier d'un sommeil ininterrompu.*
*Mon rêve est d'apprendre à vos parents et grands-parents,*
*aux professionnels de la santé et à tous les amoureux des bébés*
*quelle précieuse mais passagère occasion leur est donnée*
*de créer des moments bénis lorsqu'il est temps d'aller au lit.*
*Et soyez rassurés, car je suis certaine que vos parents*
*maîtriseront ces techniques en un clin d'œil!*

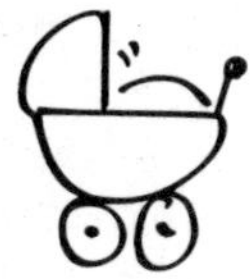

# Lettre à maman et papa : Finie la guerre des berceaux !

Chère maman, cher papa,

Que feriez-vous si je vous disais avoir découvert le secret de ce qui rend les très jeunes bébés capables de faire leurs nuits et que vous pourriez récolter dès maintenant les bienfaits des informations que je m'apprête à révéler dans ce livre ?

Lorsque j'ai obtenu mon diplôme, il y a plus de 25 ans, je ne pouvais m'imaginer avec quelle facilité un nourrisson pouvait apprendre à faire ses nuits. À l'époque, tout comme les autres pédiatres, je croyais que les nouveaux parents devaient simplement prendre leur mal en patience et endurer la privation de sommeil. Je compatissais entièrement avec ces pauvres parents exténués, et je ne trouvais rien de mieux à leur dire que de lamentables banalités telles que « Cela aussi passera » ou « Essayez de faire une sieste le jour ».

Si les recherches des 20 dernières années nous ont amenés à mieux comprendre la nature des problèmes de sommeil que connaissent les jeunes enfants, notamment les associations inefficaces, les mauvaises synchronisations et la dépendance à la tétée pour dormir, il semble que ces observations n'ont toujours pas permis à maman et papa de gagner des heures de sommeil.

Au cours de ma résidence à l'Hôpital pour enfants malades de Toronto, un des plus importants centres hospitaliers pédiatriques au monde, j'ai été frappée par notre manière complètement contradictoire d'entraîner les bébés à dormir. Nous laissons les mauvaises habitudes du coucher s'installer *dès le début* et, *ensuite,* nous faisons des pieds et des mains pour les éliminer !

Le jour où j'ai reconnu cette grave erreur, la solution au problème tant redouté du manque de sommeil m'est apparue claire comme de l'eau de roche : amenons les jeunes bébés à développer de bonnes habitudes dès le départ et nous n'aurons pas à réparer les pots cassés en cours de route. Cette observation a mené à la plus importante percée des dernières années dans le domaine de l'apprentissage du sommeil chez les bébés, soit la découverte qu'il existe une *période propice* (PP) au cours de laquelle il est possible d'installer en douceur d'excellentes habitudes de sommeil.

Pendant cette période, propice mais passagère, qui commence vers l'âge de six semaines à huit semaines, le nourrisson est déjà prêt à intégrer de bonnes habitudes de sommeil... *à condition d'y être exposé.* Malheureusement, la vaste majorité des parents et des médecins ignorent tout de cette étape cruciale du développement de l'enfant et ne profitent donc pas de cette occasion unique.

Voilà sur quoi repose la méthode « Enfant do ». Dans les pages qui suivent, je décrirai les bonnes habitudes de sommeil chez les nourrissons, je vous dirai comment reconnaître la période où votre bébé sera prêt pour la méthode « Enfant do » et je vous expliquerai quoi faire si vous avez raté l'étape magique de la PP. Par-dessus tout, je vous montrerai comment endormir votre petit trésor sans tracas, ni pour lui ni pour vous. Vous verrez, la beauté de la méthode « Enfant do » tient au fait qu'un nourrisson n'a besoin que d'un tout petit coup de pouce pour devenir un grand dormeur.

Et vous, voulez-vous mieux dormir ? Alors, lisez ce qui suit !

# INTRODUCTION

## En quoi consiste la méthode « Enfant do » ?

Pensez-vous *vraiment* avoir besoin d'imposer à votre bébé un régime militaire ou de le laisser pleurer jusqu'à ce qu'il s'épuise pour lui inculquer de saines habitudes de sommeil ? Dieu merci ! la réponse est non. Après avoir travaillé auprès des familles pendant plus de 25 ans, donné plus de 165 000 consultations et interviewé des centaines de parents ayant appliqué avec succès ma méthode, j'ai obtenu la preuve que :

- même les très jeunes bébés peuvent apprendre à faire leurs nuits *sans pleurs* ;
- les nouveaux parents peuvent (enfin !) profiter des précieuses nuits de sommeil dont ils ont besoin ;
- il existe un moment propice pour amorcer l'apprentissage du sommeil, de même qu'il existe un moment propice pour l'apprentissage de la propreté.

La méthode « Enfant do » est simple. Faites les « bons » gestes au « bon » moment et votre petite merveille fera ses nuits. Comment est-ce possible ? Simplement parce que les bébés y sont plus disposés que vous ne le croyez. Pendant la période propice (PP), le cerveau des bébés entre en intense activité, et ils s'imbibent de tout ce qui se passe autour d'eux, y compris des bonnes (ou des mauvaises) habitudes de sommeil. Tout dépend de ce à quoi vous les exposez. Voici ce que vous apprendrez.

Dans la première partie du livre, j'explique ce qu'est la période propice (PP), cette occasion en or, mais passagère, qui permet d'installer de saines habitudes de sommeil chez le poupon. Lorsque vous aurez mesuré l'importance de la PP, vous n'aurez plus aucun doute quant au choix à faire : ou vous intervenez tôt, ou vous courez le risque d'exposer votre bébé (et vous) à des tracas inutiles. Vous apprendrez également qu'il n'est pas nécessaire de recourir à des méthodes telles celles de Ferber ou de Pantley. La seule approche vraiment humanisée en est une de *prévention* des problèmes de sommeil, et ce, dès le départ. En outre, vous deviendrez plus sensibles aux risques réels que représente le manque de sommeil sur le plan des rapports sociaux, de la croissance, des émotions et de la santé.

La deuxième partie du livre explique comment reconnaître la PP et vous fournit les outils dont vous avez besoin pour tirer parti de la méthode « Enfant do ». Elle propose également divers moyens d'intervention au cas où vous auriez raté la période propice, de façon que vous puissiez résoudre les problèmes liés au sommeil d'un bébé plus âgé en exploitant les aptitudes propres à son groupe d'âge. Enfin, vous trouverez des solutions, de A à Zzzzz, à tous les problèmes de sommeil chez les bébés, basées sur les nombreux « secrets de fabrication » que j'ai colligés au fil des ans dans le cadre de mon travail de pédiatre et de sage-femme.

**Suggestion**

Les parents épuisés qui n'en peuvent plus de ne pas dormir peuvent passer immédiatement à la deuxième partie du livre. Dans quelques semaines, lorsque votre bébé dormira mieux, vous pourrez revenir en arrière et prendre connaissance des informations de base essentielles à la bonne compréhension du sommeil.

# PREMIÈRE PARTIE

## Regarde qui ne dort pas !

## Les erreurs les plus courantes à l'heure du dodo et leurs conséquences sur les parents et les bébés

*Lorsque mes enfants sont turbulents et dissipés,*
*je recours au parc pour bébé, utile et sécuritaire.*
*Quand ils se sont calmés, je peux les en sortir.*

— ERMA BOMBECK

# CHAPITRE 1

## Les dangers du manque de sommeil

*Ceux qui disent dormir comme des bébés*
*n'en ont généralement pas.*

— Leo J. Burke

J'ai repris le travail quand Léa avait six mois. J'étais infirmière à l'unité des soins intensifs en néonatalité dans un important hôpital universitaire. Mes quarts de travail étaient de 10 à 12 heures. Pendant mon congé de maternité, Léa dormait 12 heures d'affilée. Dès mon premier jour au travail, cependant, elle a commencé à se réveiller deux ou trois fois par nuit. Je me sentais tellement coupable de m'éloigner d'elle que je n'avais pas le courage de lui dire non lorsqu'elle se réveillait en pleine nuit. Je pensais pouvoir m'en sortir malgré le manque de sommeil, étant donné que mon corps était habitué au travail de nuit. Mais hier soir, j'ai découvert que j'avais tort. J'étais en train de faire le plein d'essence quand, tout à coup, je suis tombée endormie, le bec de la pompe à la main! Quand les employés de la station-service sont intervenus pour éviter les dégâts, j'ai compris qu'il était temps que je prenne ma vie en main!

*– Valérie, 28 ans, mère de Léa, aujourd'hui âgée de neuf mois*

De même que les parents que je rencontre, vous considérez probablement le sommeil comme un état passif. En réalité, lorsque vous dormez, votre corps et votre cerveau (tout comme ceux de votre bébé) sont en plein travail. En état de sommeil, votre corps sécrète d'importantes hormones et récupère après le stress de la journée. Pendant ce temps, le cerveau s'emploie activement à réviser et à trier les connaissances, expériences et informations recueillies tout au long de la journée. Le sommeil permet d'accumuler de nouvelles réserves d'énergie, reconstruire les tissus musculaires, rééquilibrer le système immunitaire et se régénérer mentalement. Certains psychologues estiment que le sommeil nous permet de gérer les expériences significatives sur le plan émotionnel, en plus de solidifier nos apprentissages.

## Lexique

Tout au long de ma présentation de la méthode «Enfant do», je recours à plusieurs expressions. Ce lexique vous aidera à vous y retrouver.

**Index des groupes d'âge**

***Nouveau-né:*** 0 à 6 semaines, généralement. Un bébé est considéré comme un nouveau-né jusqu'au début de la période propice (PP).

***Jeune bébé:*** 6 semaines à 9 mois. C'est la PP.

***Bébé plus âgé:*** 9 mois à 1 an. La période propice est désormais chose du passé.

**A • I • D • E**

**A = Attendez**

**I = Insistez**

**D = Donnez-lui amour...**

**E = ... et empathie**

Lorsqu'une période se termine, une autre commence. Même s'il est trop tard pour apprendre à un très jeune bébé à faire ses nuits, les aptitudes propres aux bébés plus âgés sont gages de nouvelles promesses.

**«Auto-endormissement»:** C'est lorsqu'on met un bébé au lit, les paupières lourdes et à moitié endormi, et qu'il commence tranquillement à s'assoupir.

***Règle d'or de la méthode:*** Votre bébé doit s'endormir dans son lit.

**Méthode « Enfant do »**

***1re étape : Identifier la PP et l'exploiter***

Lorsque c'est le bon moment, établir de saines habitudes de sommeil se fait tout en douceur.

***2e étape : Créer un rituel agréable au coucher***

Entourez votre bébé de sensations familières afin de déclencher le sommeil.

***3e étape : Charmer bébé jusqu'à ce que, comblé, il s'endorme***

Votre voix, vos caresses et votre présence rassurent votre bébé et contribuent à le faire glisser paisiblement vers le sommeil.

**S'arrêter, regarder et écouter :** Règles à suivre afin de bien observer son bébé et comprendre ce que ses pleurs signifient.

- ★ *Arrêtez* de vous précipiter sur le berceau au moindre gémissement.
- ★ *Regardez* et observez le visage de votre bébé, ainsi que son langage corporel.
- ★ *Écoutez,* soyez attentif au ton, à l'intensité et au rythme des pleurs de votre bébé.

**Bain sonore, enveloppement, apaisement (BEA) :** Voilà les éléments indispensables pour créer des sensations qui rappellent celles que votre bébé avait dans l'utérus et ainsi l'aider à se détendre, s'abandonner et s'endormir.

**Période propice (PP) :** Période où un bébé adopte naturellement de bonnes habitudes de sommeil si on l'y expose.

**Parler, Regarder et Tenir (PReT) :** Étapes permettant au bébé de se « déconnecter » de l'agitation autour de lui. Plus votre bébé se sentira calme, plus il sera en mesure de se tourner de lui-même vers le sommeil.

- ⋆ *Parlez* à votre bébé sur un ton dégagé.
- ⋆ *Regardez-le* droit dans les yeux.
- ⋆ *Tenez* votre bébé la tête dans la paume de votre main, tout en soutenant son corps avec l'avant-bras, dans un angle de 45 degrés, de façon à pouvoir le regarder droit dans les yeux. Dans cette position, votre bébé se sentira moins vulnérable et en contact plus étroit avec vous.

## LES PHASES DU SOMMEIL

Connaître les différentes phases du sommeil vous aidera à mieux comprendre la méthode «Enfant do», de même que certains problèmes du sommeil susceptibles d'apparaître chez votre enfant.

Il y a deux types de sommeil bien distincts: le sommeil lent et le sommeil paradoxal (en anglais REM, *rapid eye movement*: «mouvements oculaires rapides»). C'est pendant le sommeil paradoxal que nous rêvons, alors que la presque totalité de la récupération physique s'effectue pendant le sommeil lent. Avant d'être vraiment entré dans la PP, le nouveau-né, après s'être endormi, tombe immédiatement en phase de sommeil paradoxal suivie de cycles, où alternent sommeil lent et sommeil paradoxal, ponctués de quelques éveils partiels. Pendant le sommeil paradoxal, un bébé peut sourire (non, ce n'est pas l'effet des gaz!), avoir de légers spasmes musculaires, grimacer, respirer de façon irrégulière et... se réveiller facilement. Pendant la phase de sommeil lent, le nouveau-né repose paisiblement et ses respirations sont profondes et régulières. De temps en temps, il peut émettre de petits bruits de succion ou avoir des sursauts.

## Les différentes phases de la PP

C'est vers l'âge de six semaines que le bébé entre dans la période propice. Celle-ci atteint son apogée à trois mois et entre dans la phase de déclin à six mois. À neuf mois, elle est complètement révolue. Il faut donc se rappeler que la PP est un processus qui traverse de façon progressive différentes phases : de son apparition à son apogée, puis à sa disparition.

Le bébé entre dans la PP quand il est âgé de six semaines. Jusqu'à trois mois apparaît progressivement dans le sommeil du poupon la phase de sommeil lent. Vers l'âge de trois mois, au cœur de la PP, son cycle de sommeil commence par une phase de sommeil lent, lequel se divise en quatre stades distincts reflétant des états de sommeil ayant différents degrés de profondeur, de la somnolence au sommeil profond.

***1er stade :*** Bébé devient somnolent et la conscience de son environnement diminue. Même si ses yeux sont fermés, son cerveau continue de percevoir tout ce qui l'entoure. Si vous tentez de coucher votre bébé alors qu'il est en sommeil léger, il y a de forts risques qu'il se réveille en pleurant.

***2e stade :*** Votre bébé continue de s'assoupir et entre dans un état de sommeil plus profond ; ses fonctions vitales ralentissent, bien qu'il soit encore à moitié éveillé. À première vue, les premier et deuxième stades paraissent similaires. Le bébé peut bouger, ouvrir brièvement les yeux, sucer ou réagir à ce qui le dérange par des pleurs. Grâce à l'enregistrement des ondes cérébrales, les chercheurs ont pu identifier ce stade comme étant distinct.

***3e et 4e stades :*** Il s'agit des stades du sommeil le plus profond et le plus réparateur. La pression sanguine diminue, la respiration ralentit, les muscles se détendent, l'afflux sanguin vers les muscles augmente, les tissus se régénèrent, l'énergie est restaurée et des hormones sont sécrétées. Le troisième stade correspond au début du sommeil profond. Vous pourriez alors passer l'aspirateur dans la chambre de bébé sans le déranger, mais un bruit soudain comme la sonnette de la porte pourrait troubler son sommeil. Dans le quatrième stade – le plus profond et le plus étonnant des quatre –, vous pourriez sortir votre bébé du berceau, changer sa couche, le nourrir quelques instants au sein ou au biberon et le remettre au lit sans jamais le réveiller.

Au moment où le quatrième stade du sommeil lent cède la place à la phase de sommeil paradoxal, un réveil partiel survient, souvent exactement à la même heure de la nuit. Il se peut que le bébé gémisse, remue un peu et ouvre les yeux afin de vérifier si tout va bien autour de lui. *Ces réveils partiels sont normaux.* Ils constituent cependant un gros problème lorsque le bébé ne dispose pas des moyens nécessaires pour se rendormir. Plusieurs parents croient que leur bébé se réveille parce qu'il a faim, alors qu'en réalité, le réveil partiel fait simplement partie du cycle naturel du sommeil.

*Sommeil paradoxal :* Environ 90 minutes après s'être endormi, un bébé de trois mois et plus entre dans la phase de sommeil paradoxal, une étape qui se reproduit environ toutes les 90 minutes et dure de 5 à 20 minutes. Le sommeil paradoxal est un état très actif et facile à déceler : les yeux du bébé se mettent à bouger sous ses paupières, parfois il remue un peu et même sourit.

Au cours de cette phase de sommeil, l'afflux sanguin au cerveau augmente, les rêves surviennent, les yeux du bébé oscillent rapidement et les bruits ambiants habituels ne le réveillent généralement pas. Ses muscles sont très détendus ; s'il est dans vos bras, vous remarquerez que sa tête et son cou sont relâchés. Les chercheurs affirment que l'information accumulée et les expériences de la journée défilent pendant la phase de sommeil paradoxal, laquelle se termine ensuite par un réveil partiel.

Après être entré dans la PP, le cycle de sommeil typique pourrait ressembler à ceci :

- Veille
- Somnolence (1er stade du sommeil lent)
- Sommeil léger (2e stade du sommeil lent)
- Sommeil profond (3e stade du sommeil lent)
- Sommeil plus profond d'environ une heure (4e stade du sommeil lent)
- Sommeil léger (2e stade du sommeil lent)
- Réveil partiel
- Sommeil léger (2e stade du sommeil lent)
- Sommeil profond de une à deux heures (4e stade du sommeil lent)
- Sommeil léger (2e stade du sommeil lent)
- Sommeil paradoxal
- Réveil partiel
- Sommeil léger (2e stade du sommeil lent)
- Sommeil paradoxal
- Réveil partiel
- Sommeil léger (2e stade du sommeil lent)
- Sommeil paradoxal
- Réveil partiel
- Sommeil léger (2e stade du sommeil lent)
- Sommeil profond (3e et 4e stades du sommeil lent)
- Réveil partiel
- Sommeil paradoxal
- Réveil partiel
- Sommeil léger (2e stade du sommeil lent)
- Réveil

Les différentes phases du sommeil sont fascinantes, mais le principal message qu'il faut retenir est le suivant : les bébés se réveillent naturellement et régulièrement pendant de brefs instants tout au long de la nuit. Un « bon » dormeur s'abandonne de lui-même au sommeil et se rendort sans que vous l'y aidiez.

### Quoi de neuf en matière de recherche ?

En se basant sur les principales publications scientifiques, on peut retenir ceci :

* Blottir le bébé contre soi au contact de la peau pendant environ une heure, peu de temps après la naissance, peut l'aider à dormir plus profondément et plus longtemps pendant sa première nuit en ce monde.
* L'usage de la sucette lorsque le bébé va au lit pour la première fois peut réduire de façon considérable les risques liés au syndrome de mort subite du nourrisson (SMSN). C'est une bonne nouvelle, mais cela constitue un nouveau défi pour les parents : comment le nourrisson pourra-t-il développer l'aptitude à se rassurer lui-même s'il a toujours recours à la sucette au coucher ? (Voir la réponse en page 60.)
* Emmailloter un bébé augmente la durée du sommeil lent et diminue le nombre de réveils partiels. (Pour en savoir plus sur l'emmaillotage, voir à la page 110.)
* Regarder la télévision, en présence de bébés et de tout jeunes enfants, peut être la cause d'irrégularités dans les horaires de sommeil.

## MON BÉBÉ DORT-IL SUFFISAMMENT ?

Bien que tous les bébés soient différents, le total des heures de sommeil dont ils ont besoin par périodes de 24 heures est généralement le même (par tranche d'âge).

### 0 à 4 semaines

***Sommeil total requis : 16 à 17 heures.***

Que votre bébé soit nourri au sein ou au biberon, vous ne pouvez pas vous attendre à ce qu'il dorme plus de quatre à cinq heures d'affilée (avec de la chance). La plupart des nouveau-nés dorment seulement de une à trois heures à la fois. Parce qu'ils ne disposent pas encore d'une horloge biologique les aidant à différencier le jour et la nuit, ils dorment quand ils sont fatigués. Par conséquent, ils prennent leur sommeil par bribes réparties uniformément sur une période de 24 heures. Le sommeil du nouveau-né commence par une période de sommeil paradoxal, suivie de quelques cycles de sommeil paradoxal/sommeil lent.

### 1 à 2 mois

***Sommeil total requis : 15 heures et demie***
***(8 heures et demie la nuit ; 7 heures en siestes).***

Au début de la PP, votre bébé passe plus de temps éveillé le jour et dort durant de plus longues périodes la nuit. Ce changement est en partie attribuable au fait qu'il est de plus en plus éveillé, curieux et sociable, et de moins en moins dérouté par le monde qui l'entoure. De plus, parce que son estomac se développe et qu'il peut contenir davantage de nourriture, votre bébé peut tenir le coup plus longtemps entre chaque boire. Les différentes phases de son sommeil sont également mieux organisées et ressemblent davantage à celles des adultes.

**3 à 6 mois**

***Sommeil total requis : 15 heures***

***(10 heures la nuit et 5 heures en siestes).***

Au début de cette phase, on est en plein cœur de la PP, qui commencera à décliner vers les six mois. Durant cette période, votre bébé développe des habitudes de sommeil qui auront une influence sur sa propension à se réveiller et à pleurer ou sur sa facilité à se rendormir après un réveil partiel naturel. Pour la plupart, les bébés de trois à six mois font deux siestes pendant la journée et profitent d'une longue période de sommeil la nuit.

**7 à 11 mois**

***Sommeil total requis : 15 heures***

***(10 heures la nuit et 5 heures en siestes).***

Au cours de cette période, les habitudes de sommeil de votre bébé continuent de se former, même si la répartition de son sommeil change quelque peu. Au-delà de six mois, les bébés devraient dormir de 9 à 12 heures par nuit sans interruption et faire de une à trois siestes d'une demi-heure à deux heures par jour.

**12 mois**

***Sommeil total requis : 14 heures***

***(11 heures la nuit et 3 heures en siestes).***

Désormais, la PP appartient au passé. Rappelez-vous toutefois que lorsqu'une porte se referme, une autre s'ouvre. Votre bébé plus âgé dispose de nouvelles aptitudes dont vous pourrez tirer profit pour l'aider à résoudre ses problèmes de sommeil.

Malheureusement, il n'existe pas d'appareil qui permet de mesurer si votre bébé prend assez de sommeil. Vous devez plutôt apprendre à interpréter son langage corporel et à observer son comportement afin de déceler les signes de fatigue. Une des mères que j'ai accompagnées m'avait confié avoir surnommé son bébé Mathieu-le-grincheux, tellement il était exigeant. Mais après lui avoir appris comment l'aider à faire ses nuits, en bien peu de temps, ce surnom ne lui alla plus.

### À quel point votre bébé est-il fatigué ?

Le questionnaire suivant vous permettra d'évaluer dans quelle mesure les besoins de votre bébé en matière de sommeil sont comblés. Notez que chaque point n'est pas en soi une source d'inquiétude et que c'est plutôt la somme de ces symptômes qui indiquera s'il existe un problème de manque de sommeil.

Répondez par oui ou non à chacune des questions suivantes. Est-ce que votre bébé :

1. S'endort dans la voiture avant même que vous ayez quitté le stationnement ? O/N
2. Résiste à l'essai de nouveaux aliments ? O/N
3. Semble gauche ? O/N
4. Nécessite constamment « toute » votre attention ? O/N
5. A toujours besoin d'être dans vos bras ? O/N
6. Est d'humeur instable, hypersensible ou irritable ? O/N
7. Devient de plus en plus agité à mesure que la journée avance ? O/N
8. Se réveille de mauvaise humeur ? O/N
9. Franchit ses étapes de croissance avec du retard ? O/N
10. Se frotte constamment les yeux ou lutte pour garder la tête droite ? O/N
11. Tombe endormi dès que vous l'installez dans la poussette ou la balançoire ? O/N
12. Bâille fréquemment ? O/N
13. Tombe souvent endormi dans vos bras ? O/N
14. Semble extrêmement impatient ? O/N

15. Réagit si sa routine est le moindrement changée ? O/N
16. Est indolent une bonne partie de la journée ? O/N
17. Oppose de la résistance au moment d'aller au lit ? O/N
18. Réagit mal aux frustrations ? O/N
19. Dort moins que la moyenne des heures de sommeil recommandées pour son groupe d'âge ? O/N
20. Refuse de faire la sieste ? O/N

**COMPILATION DES RÉSULTATS :** Additionnez tous les OUI et vous obtiendrez votre score final. Voici maintenant comment interpréter vos résultats :

**0-5 :** Votre bébé ne souffre pas d'un manque de sommeil.

**6-10 :** Le tempérament de votre bébé constitue en soi un défi.

**11-15 :** Votre bébé a besoin de plus de sommeil.

**16-20 :** Le manque de sommeil semble problématique.

## LES DANGERS DU MANQUE DE SOMMEIL

Le manque de sommeil chez les nourrissons n'est pas sans conséquence. En fait, une étude publiée dans la revue *Early Human Development* a démontré que des bébés de 10 mois qui se réveillaient fréquemment la nuit présentaient des résultats à des tests de développement mental moins élevés que ceux des bébés qui dormaient mieux.

Malheureusement, le manque de sommeil est gravement sous-estimé et trop rarement diagnostiqué chez les bébés, de même que chez les parents. Le fait d'être sensibilisé aux risques potentiels liés au manque de sommeil vous aidera à comprendre que le sommeil est une nécessité et non un luxe, autant pour vous que pour votre enfant. Voici ce qu'il vous faut savoir au sujet des effets du manque de sommeil sur vous et votre bébé.

### Le saviez-vous ?

En gros, nous passons un tiers de notre vie à dormir. Voici la dose quotidienne de sommeil recommandée selon les groupes d'âge :

Nourrisson : 14 à 15 heures

Un an : 13 heures et trois quarts

Un an et demi : 13 heures et demie

Deux ans : 13 heures

Âge préscolaire (3 à 6 ans) : 11 à 13 heures

Âge scolaire : 10 à 11 heures

Adolescent : 8 heures et demie à 9 heures

### De combien d'heures de sommeil a besoin votre chat ?

Environ 16 heures par jour. Les besoins en nombre d'heures de sommeil présentent d'importantes différences d'une espèce animale à l'autre, comme l'indique la liste suivante :

| | | |
|---|---|---|
| Chimpanzé : 12 | Cochon d'Inde : 9,4 | Souris : 12 |
| Chien : 13 | Poisson rouge : 7 | Porc : 8 |
| Éléphant : 4 à 6 | Hamster : 13,5 | Python : 18 |
| Gerbille : 13,1 | Lion : 20 | |

1. ***Le manque de sommeil peut nuire à la croissance de votre bébé.***

   Quand nous dormons, notre corps sécrète des hormones de croissance, lesquelles contribuent au développement des os et des muscles, permettent aux tissus de se constituer normalement et aux globules rouges de se former dans le sang pour que le cerveau soit bien oxygéné. Comme vous pouvez l'imaginer, ces fonctions sont particulièrement importantes pour les nourrissons. Les recherches suggèrent que le manque chronique de sommeil peut affecter le taux d'hormones de croissance dans le sang ; on ne peut cependant pas affirmer si cela entrave la croissance du nourrisson.

2. ***Le manque de sommeil peut augmenter les risques de syndrome de mort subite du nourrisson.***
   Un article publié dans la revue *Pediatrics*, en 2004, faisait état d'un lien possible entre le manque de sommeil et le risque d'apparition du syndrome de mort subite du nourrisson (SMSN). Les chercheurs ont étudié les caractéristiques du sommeil de bébés que l'on gardait éveillés au moins deux heures passé l'heure de leur sieste ou de leur coucher. Ils ont découvert que sur de courtes périodes, le manque de sommeil perturbait la respiration des bébés, en plus de réduire leur capacité à se réveiller. Il reste néanmoins à déterminer si ces découvertes expliquent l'incidence plus élevée du SMSN observée chez les enfants souffrant de manque de sommeil.

3. ***Le manque de sommeil augmente les risques d'accident.***
   La National Highway Traffic Safety Administration[1] estime que chaque année, plus de 100 000 accidents de la route sont attribuables au manque de sommeil. Selon un sondage effectué par la National Sleep Foundation[2] en 2004, 37 % des automobilistes américains ont admis s'être déjà endormis au volant. Une étude britannique a révélé que la conduite avec les facultés affaiblies par le manque de sommeil était courante chez les nouvelles mères ; elles conduisaient plus mal que les

automobilistes en état d'ébriété. L'épuisement compromet le temps de réaction, augmente l'agressivité et altère le jugement. Voici quelques signes qui indiquent que vous ne devriez pas être derrière le volant : cligner fréquemment des yeux ou avoir la vision embrouillée, tomber dans la lune, bâiller, dévier de sa voie, avoir de la difficulté à garder la tête droite et montrer de l'irritabilité.

4. ***Les bébés qui manquent de sommeil (et les parents) sont plus souvent malades.***

Si vous avez l'impression d'avoir élu domicile chez votre pédiatre, vous devriez peut-être vous poser des questions au sujet des habitudes de sommeil de votre bébé. Le manque de sommeil nuit à la capacité naturelle du corps de combattre les maladies, car il diminue l'efficacité du système immunitaire de 30 %. Une étude effectuée à l'Université de Chicago a démontré qu'un léger manque de sommeil chez les enfants suffisait à les rendre plus vulnérables aux infections. Une importante étude réalisée par les mêmes chercheurs a révélé qu'une faible carence en sommeil empêchait le corps d'assimiler adéquatement les glucides, de bien gérer le stress et de maintenir un bon équilibre hormonal, et ce, même chez les jeunes sujets en bonne santé. Le manque de sommeil accélère également le vieillissement ; il augmente les risques d'hypertension, de maladies coronariennes, d'accidents cérébrovasculaires et de pertes de mémoire. Plusieurs études, dont des recherches préliminaires menées à l'Université Brown dans le Rhode Island, établissent un lien entre le manque de sommeil et les taux élevés de cortisol. Les taux anormalement élevés de cette hormone du stress sont associés à l'hypertension, au diabète et à la faiblesse immunitaire.

5. ***L'épuisement attire les kilos indésirables.***

Le manque de sommeil aiguise l'appétit en provoquant un surplus d'hormones qui stimulent l'augmentation des cellules graisseuses et du taux de sucre dans le sang. De plus, cela peut conduire à une diminution du taux de leptine, une hormone qui prévient le corps lorsqu'il est rassasié. Le manque chronique de sommeil affecte aussi la façon dont le corps assimile les glucides, contribuant à la prise de poids. (Pendant ce temps, évidemment, vous serez plus enclin à privilégier la sieste plutôt que le jogging.) Certaines études suggèrent également qu'une mauvaise hygiène de sommeil pourrait jouer un rôle dans l'épidémie d'obésité chez les enfants. Une étude menée à l'Université Stanford associe une carence en sommeil durant l'enfance à l'apparition, plus tard, de problèmes d'obésité. De leur côté, des chercheurs japonais ont trouvé un lien direct entre le manque de sommeil et le degré d'obésité. Moins un enfant avait dormi, plus son poids était élevé.

6. ***La perte de sommeil est liée à la déprime.***

Selon des chercheurs de Toronto, les mères souffrant de dépression *post-partum* sont plus nombreuses à déclarer que leur bébé se réveille au moins trois fois par nuit.

7. ***Les bébés fatigués sont d'humeur maussade... de même que leurs parents.***

Les bébés qui ne dorment pas suffisamment ont moins envie de s'amuser seuls. Ils sont plus facilement surexcités, ont de la difficulté à se concentrer, sont plus prompts à pleurer ou à repousser le biberon ou le sein. Un bébé souffrant d'un manque chronique de sommeil peut également paraître indolent, morose, agité, maussade, maladroit ou irritable. En fait, plusieurs bébés considérés comme « difficiles » manquent tout simplement de sommeil. La privation de sommeil vient également à bout de la patience des parents les plus aimants, les transformant en individus impatients, tendus et colériques. Comme me le confiait une mère exténuée : « Mon bébé de six mois ne dort pas bien et cela m'épuise, mais c'est mon enfant de 18 mois qui en paie le prix. Ce matin, il a répandu son verre de jus et j'ai crié si fort qu'on aurait pu croire que la maison venait de prendre feu. »

8. ***On perd facilement la mémoire quand on est épuisé.***
Une autre nouvelle maman surmenée a déclaré : « La dernière émission d'Oprah, à la télé, m'a inspirée au plus haut point. Dommage que je ne me rappelle plus un traître mot de ce qui s'est dit ! » Pendant le sommeil, votre cerveau effectue un tri de l'information et gère les événements vécus durant la journée ; il renouvelle les substances chimiques facilitant la mémoire et les apprentissages ; il résout les problèmes et vous prépare à la journée qui vient. Ces mécanismes sont essentiels au bon fonctionnement de votre mémoire. Privé de votre sommeil réparateur, vous aurez de la chance si vous parvenez à vous souvenir de votre propre nom !

## Signes indiquant une carence en sommeil chez les adultes

- ★ Vous avez besoin de la sonnerie du réveil pour sortir du sommeil.
- ★ Vous dépendez du café pour rester alerte.
- ★ Vous avez très envie de faire la sieste peu de temps après vous être levé.

- ★ Vous êtes somnolent ou vous vous assoupissez en regardant la télévision, en lisant ou durant d'autres activités quotidiennes.
- ★ Vous avez les nerfs à fleur de peau.
- ★ Vous avez des trous de mémoire ou vos pensées sont embrouillées.
- ★ Faire de l'exercice vous demande trop d'efforts.
- ★ Vous bâillez tout le temps.
- ★ Vous avez de la difficulté à rester concentré à une tâche, particulièrement si elle vous ennuie.
- ★ Vous êtes pessimiste.
- ★ Vous avez des accès de rage au volant.
- ★ Vous êtes facilement stressé.
- ★ Vous manquez d'énergie.

## LES 10 MYTHES LES PLUS RÉPANDUS SUR LE SOMMEIL DES BÉBÉS

Vous reconnaissez-vous dans l'un ou l'autre de ces énoncés? Voici maintenant la vérité au sujet des fausses croyances les plus répandues.

***Mythe n° 1:*** *Mon bébé se réveille parce qu'il a des gaz.* La raison la plus courante pour laquelle les bébés plus âgés se réveillent et ne se rendorment pas est qu'ils ne disposent pas des moyens nécessaires leur permettant de se calmer par eux-mêmes et de gérer leurs réveils partiels nocturnes.

***Mythe n° 2:*** *Mon bébé se réveille parce qu'il a faim.* Comme les adultes, les bébés «mangent» pour d'autres raisons que la faim. Un bébé va téter parce que c'est le seul moyen qu'il connaît pour se rendormir.

***Mythe n° 3:*** *Mon bébé n'est pas un grand dormeur.* Sans le vouloir, nous apprenons à nos bébés à être de mauvais dormeurs, parce que nous ne leur donnons pas les outils dont ils ont besoin pour s'endormir.

***Mythe nº 4:*** *Les céréales de riz juste avant le coucher aideront mon bébé à dormir plus longtemps.* Normalement, passé l'âge de trois ou quatre mois, la faim n'est pas en cause dans les problèmes de sommeil.

***Mythe nº 5:*** *Pleurer fera du tort à mon bébé sur le plan psychologique.* J'ai connu des bébés dont les parents, par principe, se permettaient de les laisser pleurer tout leur saoul. Puis-je dire de ces bébés qu'ils étaient différents sur les plans mental, psychologique ou émotionnel ? Absolument pas !

***Mythe nº 6:*** *Il est plus facile d'apprendre à un bébé plus âgé à faire ses nuits.* Plus une habitude est renforcée, plus elle est difficile à rompre.

***Mythe nº 7:*** *La percée des dents perturbe le sommeil.* Cela peut parfois être vrai, mais c'est une raison beaucoup trop souvent évoquée pour expliquer les problèmes de sommeil.

***Mythe nº 8:*** *Les mauvaises habitudes de sommeil finissent par se corriger à la longue.* Pour la grande majorité des bébés, les problèmes de sommeil iront en empirant, et non en s'améliorant, si vous n'intervenez pas. Les problèmes de sommeil ne disparaissent pas par magie. Un sondage de la National Sleep Foundation réalisé en 2004 a révélé que les deux tiers des enfants – des nourrissons jusqu'aux enfants de 10 ans – éprouvaient fréquemment de la difficulté à bien dormir.

***Mythe nº 9:*** *Les bébés dorment en fonction de leurs besoins.* Si seulement c'était vrai ! Les bébés résistent au sommeil comme deux pôles négatifs se repoussent. Les parents doivent s'assurer que leur bébé dort suffisamment.

***Mythe nº 10:*** *Il n'y a pas de mal à me lever la nuit avec mon enfant, tant que je suis disposé(e) à le faire.* Si vous faites en sorte que les mauvaises habitudes de sommeil s'installent, votre enfant risque à long terme de développer des problèmes de sommeil qui pourront persister jusqu'à l'âge préscolaire.

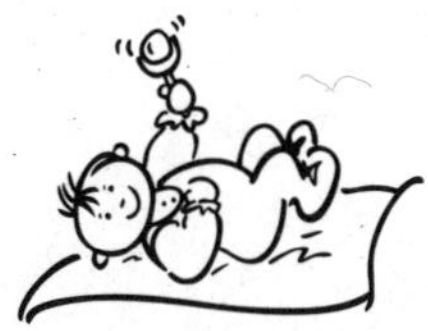

# CHAPITRE 2

## Les trois principales théories sur le sommeil... et comment elles compliquent les choses

*À chaque chemin sa flaque d'eau.*

— Proverbe anglais

À ce jour, les débats entourant la question du sommeil ont essentiellement reposé sur trois écoles de pensée qui s'opposent.

- *Ignorer les pleurs, tel que le préconise le Dr Richard Ferber :* Il faut laisser pleurer le bébé pendant un certain temps, afin qu'il développe son autonomie.
- *La philosophie du sommeil partagé (« cododo ») :* Il est normal qu'un bébé se réveille deux ou trois fois par nuit et ce sont les parents qui doivent le rendormir.
- *La technique du sommeil sans pleurs d'Elizabeth Pantley :* Les parents peuvent apprendre graduellement (très graduellement !) à sevrer leur bébé de ses mauvaises habitudes de sommeil.

Chacune de ces approches a ses mérites, mais aucune n'est idéale ni ne fonctionne de façon conséquente. Il existe désormais une meilleure option : la méthode « Enfant do », la seule approche proactive qui se concentre sur l'apprentissage d'une bonne hygiène de sommeil plutôt que sur la correction des mauvaises habitudes.

## LES DESSOUS DE LA « FERBERISATION »

### Info éclair

Après avoir plaidé pendant 20 ans qu'il faut laisser pleurer les bébés pour qu'ils puissent apprendre à s'endormir, le Dr Richard Ferber, directeur du Center for Pediatric Sleep Disorders[3] de l'Hôpital pour enfants de Boston, a soudainement émis une tout autre opinion. Pourquoi ? Peut-être a-t-il changé son fusil d'épaule après s'être occupé de ses petits-enfants. Ou peut-être s'est-il radouci avec le temps. Quoi qu'il en soit, il prétend désormais que « chaque problème est différent et nécessite une solution différente ».

En 1985, le Dr Ferber faisait un retour sur dix années de recherches et établissait sa fameuse théorie de la «ferberisation», recommandant que nous apprenions aux bébés à dormir en les laissant pleurer durant des périodes de plus en plus longues. Selon cette stratégie, sans papa ou maman pour l'endormir, le bébé n'aurait d'autre choix que de se réconforter lui-même avant de s'assoupir, que ce soit au coucher ou après s'être réveillé la nuit.

Voici comment cette approche fonctionnait: Après un rituel de coucher relaxant et rempli d'amour, le bébé éveillé devait être déposé dans son berceau et les parents le laissaient pleurer durant un court moment avant de revenir dans la chambre pour le rassurer. Puis, on laissait pleurer le bébé durant des périodes de plus en plus longues chaque soir. Par exemple, le premier soir, le bébé pouvait pleurer 5 minutes avant que maman ne revienne dans sa chambre pour le réconforter; le deuxième soir, maman devait attendre 10 minutes pour intervenir; le troisième soir, 15 minutes, et ainsi de suite.

Par expérience, je pense que cette méthode est efficace pour les bébés d'humeur égale qui ont tendance à se laisser porter par le courant. Cependant, cela peut devenir une expérience éprouvante pour certains bébés, plus âgés, au tempérament vif ou instable, qui explosent comme de la dynamite lorsqu'ils se sentent dépassés par les événements. Perdant le contrôle, ils poussent des cris perçants jusqu'à en tomber d'épuisement ou jusqu'à ce que leurs parents capitulent. Combien de parents sensés sont-ils capables de tenir le coup en entendant leur enfant s'égosiller à en perdre le souffle? Très peu. C'est la raison pour laquelle la ferberisation échoue souvent. Certains bébés ont en effet besoin de verser quelques larmes (voir ci-après l'exception à la règle), et je ne crois pas qu'il soit «inhumain» de laisser pleurer quelques minutes un bébé peu exigeant jusqu'à ce qu'il s'endorme (tous les câlins, étreintes et baisers reçus au cours de la journée contribuent à transformer ce genre de contrariété en léger inconvénient). Néanmoins, est-ce *vraiment* nécessaire?

La réponse est un NON retentissant. Je crois qu'il existe un moyen plus proactif de résoudre les problèmes de sommeil, c'est-à-dire les prévenir en reconnaissant l'apparition de la PP chez votre bébé.

### L'exception à la règle : Quand les bébés ont besoin d'exprimer leur peine

Bien que j'aie du mal à l'admettre, dans certains cas — comme lorsque la PP est depuis longtemps révolue ou que l'incohérence des expériences d'apprentissage du sommeil a trop embrouillé le bébé —, on peut avoir besoin, en dernier recours, de le laisser pleurer un peu. Si vous êtes comme la majorité des parents, cinq ou dix minutes de sanglots et de cris semblent une éternité. Comme je soupçonne que c'est aussi une éternité pour un bébé, je recommande de les laisser pleurer, mais le moins possible, en réapparaissant quelques fois dans sa chambre. En vous sachant proche, votre enfant ne sentira pas que ses larmes sont ignorées, et chaque fois que vous reviendrez, vous pourrez insister sur : « Je t'aime, mais c'est l'heure du dodo. » (Voir page 178 pour plus de détails.)

## ON PARTAGE TOUT, MÊME LE LIT !

*Ce qui m'impressionne le plus en Amérique,*
*c'est la façon dont les parents obéissent à leurs enfants.*
— EDOUARD VIII, 1894-1972

À l'extrême opposé des « ferberiseurs » se trouvent les parents martyrs du sommeil. Du soir au matin, ils sont aux petits soins pour satisfaire les moindres besoins de leur bébé, les nourrissent à la demande 24 heures sur 24 et, souvent, convertissent le lit conjugal en lit familial.

Ils croient fermement que de laisser pleurer un enfant au bout de ses larmes constitue une forme de négligence causant des torts émotionnels irréparables et ils accusent les tenants de la ferberisation d'indifférence et d'insensibilité.

La méthode de ces martyrs peut se résumer ainsi : lorsque votre bébé sera prêt, il fera ses nuits. En attendant, il est de votre devoir de veiller sur lui jour et nuit. C'est là un exemple classique du phénomène de « la queue qui remue le chien » : ce sont les enfants qui dirigent leurs parents et non l'inverse. Si bébé veut être nourri toute la nuit, papa et maman acquiescent en souriant sans broncher. Les partisans du « cododo » nourrissent leur bébé jusqu'à ce qu'il s'endorme, gardent leur petit ange tout près d'eux dans le lit et lui donnent à boire au moindre gémissement au cours de la nuit. Voilà qui est acceptable dans le cas d'un nouveau-né, mais les bébés plus âgés ont-ils vraiment besoin d'être nourris toutes les trois heures la nuit ?

En matière de routine nocturne, les bébés de ces martyrs du sommeil ont droit au traitement royal. De même que dans la royauté, cependant, comme ils sont sous haute protection, ils ne parviennent généralement pas à développer la capacité de s'apaiser par eux-mêmes. Par exemple, si vous accourez pour rassurer votre bébé au moindre bruit afin de lui épargner tout souci, vous le privez sans le vouloir de la possibilité d'apprendre à maîtriser ses émotions. D'expérience, je peux affirmer que les bébés élevés de cette manière risquent à long terme d'éprouver des problèmes de sommeil. Si vous envisagez d'adopter ce style parental, demandez-vous – avant de crouler de fatigue – si de tels sacrifices sont réellement bénéfiques.

## L'APPROCHE INTERMÉDIAIRE

Pour les parents qui ont désespérément besoin de sommeil, mais pour qui il est exclu de recourir aux méthodes Ferber et du sommeil partagé, il existe la solution sans pleurs : les bébés sont amenés à abandonner graduellement leurs mauvaises habitudes de sommeil pour en adopter de meilleures.

En tenant un registre du sommeil de leur enfant, les parents apprennent à déterminer quelles habitudes doivent être éliminées. Papa et maman recourent alors à diverses tactiques jusqu'à ce qu'ils tombent sur celle qui fonctionne. À la base, il s'agit de détourner les bébés de leurs mauvaises habitudes, lentement mais sûrement. Par exemple, on incitera le bébé à s'endormir sans aide, en le laissant parfois seul et parfois non. On recommande aux parents de ne pas nourrir le bébé pour l'endormir autant que possible. S'il rechigne, les parents peuvent alors revenir au sein ou au biberon, et faire une autre tentative plus tard.

Comme bien des idéaux, cette méthode paraît géniale sur papier, mais dans la pratique, il en va tout autrement, car les résultats se font attendre. En effet, plusieurs parents se plaignent de ne constater aucune amélioration après deux mois et finissent par abandonner parce qu'ils sont tout simplement épuisés. Cette approche pèche par sa douceur. Elle est en effet inapplicable si l'on souhaite voir un progrès dans des délais raisonnables. Laurence et Benoît l'ont appris à leurs dépens.

---

Le seul moyen d'endormir Clément consistait à l'emmener faire une balade en voiture, en écoutant Jimmy Hendrix à tue-tête. Mais l'hiver venu, il était devenu vraiment compliqué de l'habiller chaque fois qu'il avait besoin de faire un somme. Mon mari et moi avons décidé qu'il était temps de lui apprendre à s'endormir dans son berceau. Comme j'étais contre l'idée de le laisser pleurer jusqu'à l'épuisement, nous avons opté pour la solution sans pleurs.

Je voulais que Clément apprenne à s'endormir sans que j'aie besoin de l'allaiter. J'ai donc essayé la tactique du retrait en douceur. On m'avait conseillé de le retirer doucement du sein au moment où il commençait à boire plus lentement. C'est ce que j'ai fait et refait, pendant des jours et des jours. Mais au bout de trois mois d'essais infructueux, j'ai fini par renoncer. Je me sens responsable de cet échec ; j'ai probablement abandonné trop tôt.

Le pire, c'est que depuis que nous avons essayé cette méthode, les habitudes de sommeil de Clément se sont nettement détériorées. Au début, il avait de la difficulté à s'endormir, mais une fois assoupi, il pouvait dormir de six à huit heures d'affilée. Aujourd'hui, lorsqu'il se réveille, il refuse de se rendormir. Nous avons l'impression d'être retournés à la case départ – avec Jimmy Hendrix et les balades en voiture –, sauf que cette fois, il faut rouler pendant des heures pour que Clément reste endormi.

### Entraînement militaire pour bébé

Avertissement : Une nouvelle technique vient d'apparaître. *Twelve Hours' Sleep by Twelve Weeks Old*[4] n'est ni plus ni moins qu'une ferberisation extrême. À l'âge de 8 à 12 semaines, les bébés sont soumis à un horaire strict. On les réveille, on les nourrit et on les couche à heure fixe. Selon cette philosophie, un bébé doit se plier à l'horaire de papa et maman et non l'inverse.

Ainsi, les bébés ont le droit d'être nourris aux quatre heures durant le jour. Si votre enfant a faim plus tôt que prévu, vous le distrayez. En leur donnant de moins en moins à boire, les bébés sont sevrés de leur allaitement nocturne. Et s'ils en demandent plus ? On leur permet de pleurer durant cinq minutes.

Que devient l'idée d'être à l'écoute des besoins du bébé ou de le traiter comme un être pensant et sensible ? Je suis convaincue que cette approche impersonnelle et rigide procure aux parents (et aux bébés) davantage de sommeil, mais des mesures aussi radicales sont-elles *vraiment* nécessaires ?

## ALORS, QUELLE OPTION CHOISIR ?

Les méthodes courantes présentent toutes le même défaut : elles se concentrent sur la recherche de solutions aux problèmes du sommeil, plutôt que de tenter de les prévenir. Il ne fait aucun doute que de laisser s'endormir un bébé au bout de ses larmes est une approche trop brutale. Quant aux solutions sans pleurs, elles sont trop lentes. La seule façon de composer avec les problèmes de sommeil consiste à les éviter avant même qu'ils n'apparaissent. C'est ici qu'entre en jeu la méthode « Enfant do ».

Je recommande cette approche parce qu'elle est douce et agréable. Tout en l'enveloppant d'amour, vous enseignez à votre bébé à s'endormir. Ainsi, la méthode « Enfant do » vous permet de bénéficier de plus longues heures de sommeil ininterrompu, avec un minimum de complications. Vous apprendrez également qu'au moment propice, votre bébé dormira.

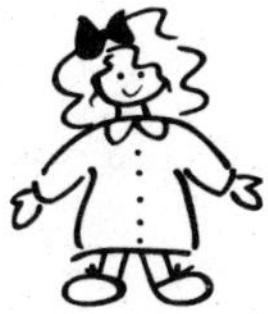

# CHAPITRE 3

## Les erreurs que les parents dévoués commettent malgré eux

*Les erreurs sont les portails de la découverte.*

— James Joyce (1882-1941)

Afin de prévenir les problèmes de sommeil ou de remédier à ceux qui sont déjà apparus, il vous faut bien comprendre ce qui fonctionne et ce qui ne fonctionne pas. Pour ce faire, vous devez examiner attentivement les erreurs les plus répandues – parfois les plus désastreuses – que commettent bon nombre de parents. En tant que mère de famille, j'ai eu ma part de nuits blanches dont, souvent, j'ai été en partie responsable. J'ai toutefois appris de mes erreurs et je désire aujourd'hui vous faire bénéficier des leçons que j'ai durement apprises.

## LES 10 ERREURS LES PLUS RÉPANDUES

Il y a une forte probabilité qu'au moins l'un des faux pas suivants relatifs au sommeil de votre bébé ne soit que trop vrai.

1. Susciter des associations inadéquates entre le sommeil et certaines habitudes, comme bercer ou allaiter l'enfant pour l'endormir, par exemple.
2. Créer une atmosphère inappropriée au coucher des bébés.
3. Prendre les « Je suis tellement mécon-on-ontent ! » pour des « J'ai tellement faim-aim-aim ! ».
4. Déposer un bébé déjà endormi dans son berceau.
5. Mettre le bébé au lit trop tard.
6. Succomber à l'anxiété des nouveaux parents, qui risque d'affecter le gros bon sens.
7. Mal comprendre les cycles du sommeil.
8. Favoriser la dépendance à la sucette.
9. Reporter le moment inévitable de l'apprentissage du sommeil.
10. Se sentir coupable de vouloir dormir davantage.

## Erreur n° 1 : Susciter des associations inadéquates

Quand William, mon deuxième fils, a eu six mois, j'ai cessé de l'allaiter pour l'endormir, dans l'espoir que cela l'empêcherait de se réveiller la nuit. Mais je ne trouvais pas d'autres façons de l'aider à s'endormir et je ne pouvais supporter de le laisser pleurer, alors j'ai commencé à le prendre dans mes bras et à le bercer jusqu'à ce qu'il se rendorme. Malheureusement, j'ai fini par m'apercevoir que ce n'était pas très malin ! Maintenant, au lieu de l'allaiter jusqu'à ce qu'il s'endorme, je me lève pour le bercer, ce qui prend deux fois plus de temps.

*— Claire, 24 ans, mère de William, neuf mois*

Outre le fait de passer à côté de la période propice (PP), les pires erreurs que commettent les parents ont trait aux moyens qu'ils prennent pour favoriser le sommeil. Les nouveau-nés sont certes champions dans l'art de respirer, téter, pleurer, uriner et déféquer, mais Mère Nature a oublié de leur fournir les outils nécessaires pour qu'ils puissent s'assoupir facilement. Aussi papa et maman doivent-ils prendre la relève et enseigner à leur bébé un moyen efficace pour s'endormir.

Qu'est-ce que cela veut dire, exactement ? Eh bien, il s'agit de déposer le bébé dans son lit alors qu'il est à moitié assoupi, et où il finit par tranquillement s'endormir. C'est ce que j'appelle « l'auto-endormissement », et un bébé qui sait comment s'endormir de lui-même dort mieux, plus profondément et plus longtemps.

Malheureusement, les parents fatigués ont tendance à choisir la voie qui offrira le moins de résistance. Alors, ils dansent, allaitent, fredonnent, font sautiller ou bercent leur petit trésor jusqu'à ce qu'il s'endorme. Cela finit par apprendre au bébé à compter sur eux pour s'assoupir et l'empêche de développer ses propres moyens pour s'endormir de lui-même.

En deux mots : Si vous bercez votre bébé pour l'endormir, il aura besoin que vous le berciez *chaque fois* qu'il sera prêt à fermer l'œil, et ce, non seulement au moment du coucher, mais plusieurs fois par nuit, après ses réveils partiels.

Une jeune maman me lançait récemment ce cri du cœur : « Le seul endroit où Mathilde, ma fille de six mois, réussit à s'endormir, c'est dans mon lit, près de moi. De toute évidence, elle est capable de s'endormir même sans avoir été nourrie. Alors pourquoi ne peut-elle pas s'endormir dans son berceau ? »

La réponse est simple : les humains sont des êtres d'habitudes. Nous nous accoutumons à une routine et s'en écarter nous perturbe. Dans l'esprit de Mathilde, s'endormir est associé à se blottir contre maman. Sans me blottir, pas question de dormir !

Après avoir lutté durant cinq ans contre l'infertilité, je n'avais aucunement l'intention de laisser mon enfant pleurer, ne serait-ce qu'une fraction de seconde ! Dès que bébé Étienne émettait un tout petit son, mon mari et moi accourions pour le cueillir. Pendant des mois, je l'ai allaité, tenu dans mes bras et bercé pour le rendormir, parfois trois à quatre fois par nuit. Au début, je chérissais ces précieux moments, mais au bout de neuf mois, j'étais épuisée. Je ne cuisinais plus, je ne voyais plus mes amis et je ne faisais plus de promenades avec Étienne. J'ai fini par me résoudre à laisser Étienne pleurer jusqu'à ce qu'il s'endorme, ne sachant pas ce que je pouvais faire d'autre. Je me sens encore coupable rien qu'à y penser.

*— Sylvie, 31 ans, mère d'Étienne, un an*

**Erreur n° 2:**
**Créer une atmosphère inappropriée au coucher**

Immanquablement, Félix, qui est âgé de deux mois, se réveille à l'instant même où mon mari et moi passons à table pour le repas du soir. Je me demandais si Félix était tiré de son sommeil par l'odeur de la nourriture qui se répandait dans la maison. J'ai donc tenté une expérience. Hier soir, j'ai préparé des sandwichs. Aussi bizarre que cela puisse paraître, il s'est réveillé dès notre première bouchée. C'est à ce moment que la réponse m'est apparue. Ce n'était pas l'odeur qui réveillait Félix, mais bien le calme qui envahissait la maison au moment où nous nous installions pour manger.
*– Nathalie, 28 ans, mère de Félix, deux mois*

Des experts en la matière recommandent aux parents de créer une atmosphère de calme autour des bébés au moment du coucher, tenant pour acquis que l'activité modérée contribue à leur détente. Ce conseil est tout indiqué pour les bébés plus âgés qui ont oublié le rythme hypnotique de leur période intra-utérine ; par contre, le manque de stimulation déstabilise complètement les jeunes poupons ! En 2003, dans un article de la prestigieuse revue *Sleep,* des scientifiques confirmaient ce dont les mères se doutent depuis longtemps : durant les dix dernières semaines de la grossesse, les fœtus dorment. Cela signifie que les nouveau-nés ont déjà l'habitude de dormir recroquevillés comme des bretzels, entourés de sons en quadriphonie 24 heures sur 24, sept jours par semaine. Imaginez le désarroi qu'un nouveau-né peut ressentir, tout à coup seul dans son coin, au milieu d'une chambre silencieuse.

Contrairement à ce que vous pourriez croire, les jeunes bébés dorment plus paisiblement dans un environnement sans silence. Ils trouvent les bruits ambiants et les bruits blancs hautement propices au sommeil (pour plus de détails sur ce sujet, voir à la page 201).

### Erreur nº 3 :
### Prendre les « Je suis tellement mécon-on-ontent ! » pour des « J'ai tellement faim-aim-aim ! »

La plupart d'entre nous croyons à tort que les bébés se réveillent parce qu'ils ont faim. Même s'ils ont un appétit vorace au réveil, cela ne veut pas nécessairement dire qu'ils avaient faim au point de se réveiller. Dès qu'un bébé a pris l'habitude de boire ou de téter pour s'endormir, il aura tendance à compter sur ce moyen à chacun de ses réveils partiels, qui surviendront plusieurs fois par nuit avec la régularité d'une horloge.

Plusieurs parents continuent d'allaiter ou de donner le biberon à leur bébé la nuit, parce qu'ils ne sont pas certains du moment où il faudrait cesser de le faire. Cet embarras est compréhensible. Si vous lisez divers ouvrages populaires sur le métier de parent, vous pourrez trouver plusieurs opinions aussi contradictoires que celles-ci :

> Entre l'âge de six à huit semaines et quatre mois, les bébés peuvent avoir faim et avoir besoin qu'on leur donne le biberon de deux à trois fois par nuit. Après quatre mois, ils n'en auront plus besoin qu'une fois ou deux la nuit et après neuf mois, plus du tout.
>
> – *Healthy Sleep Habits, Happy Child*[5],
> Dr Marc Weissbluth

À partir de l'âge de trois mois, votre bébé n'a plus besoin qu'on le nourrisse avant de le coucher ou en pleine nuit.
– *Solve Your Child's Sleep Problems*[6],
*Dr Richard Ferber*

Si un bébé pèse 4,5 kg et qu'il consomme entre 700 et 850 g de nourriture durant la journée ou qu'on l'allaite six à huit fois (quatre ou cinq fois le jour, deux ou trois fois la nuit), il n'a pas besoin d'être allaité une fois de plus pendant la nuit pour être bien alimenté.
– *Les secrets d'une charmeuse de bébé,*
*Tracy Hogg et Melinda Blau*

Pas étonnant que les parents soient si embrouillés !

Au risque d'ajouter à la confusion, voici mes propres lignes directrices pour vous aider à déterminer si c'est réellement la faim qui tire votre bébé de son sommeil. Après plus de 165 000 consultations, j'en ai conclu qu'un bébé de 5,5 kg ou plus peut généralement tenir neuf heures sans être nourri, pourvu qu'il soit bien alimenté durant la journée. Cela se produit habituellement autour de l'âge de 12 semaines.

Cela étant dit, je crois tout de même que chaque bébé mérite d'être traité selon son individualité propre. Maman et papa devraient être guidés par les besoins de *leur bébé* et non par les besoins des bébés en général. Bien que la PP s'amorce vers l'âge de six semaines, il est encore trop tôt pour cesser les tétées la nuit. L'estomac des nourrissons est minuscule, ce qui demande des allaitements fréquents, le jour comme la nuit. En revanche, cela ne veut pas dire qu'il est trop tôt pour commencer à créer de saines habitudes de sommeil. Au moment où votre bébé entre dans la PP, habituez-le à s'endormir de lui-même. Dès qu'il aura maîtrisé cette habileté, il se mettra tout naturellement à dormir durant de plus longues périodes. En effet, une fois qu'il saura comment se détendre et tomber endormi, le bébé ne sera pas gêné par les réveils partiels de la nuit. Au lieu de cela, il s'apaisera tranquillement de lui-même pour se rendormir et il se réveillera seulement lorsqu'il aura faim.

**Erreur n<sup>o</sup> 4:**
**Déposer un bébé déjà endormi dans son berceau**

Au moment de l'examen de Justin, quatre mois, Geneviève, sa mère, m'a dit qu'elle le nourrissait toutes les trois heures pendant la nuit. Elle m'a confié qu'elle était épuisée au point d'avoir régulièrement des absences et qu'il lui arrivait trop souvent de perdre patience avec son plus vieux.

J'ai demandé à Geneviève si elle mettait Justin au lit à moitié éveillé. Ce n'était pas le cas, et elle précisa: «Il s'endort seulement si je le berce et lui chante des comptines.» Je lui ai suggéré de mettre Justin au lit au moment où il commence à somnoler et de rester ensuite à ses côtés tout en chantant doucement sa ritournelle.

Une semaine plus tard, j'ai reçu une carte de remerciement. «Même si j'ai l'impression d'oublier des tas de choses ces temps-ci, je n'oublierai pas vos précieux conseils! Justin dort maintenant huit heures d'affilée.»

Mettre un bébé au lit *après* qu'il s'est endormi est l'une des pires erreurs que commettent les parents. D'abord, c'est déroutant pour un bébé de se réveiller dans un berceau, alors que la dernière chose dont il se souvient, c'est d'avoir été tout contre vous. Au prochain réveil partiel, votre astucieux poupon se rendra compte qu'il n'est plus bien au chaud dans vos bras et se mettra à crier à pleins poumons.

De plus, lorsque vos bras deviennent le berceau qui l'endort, le bébé ne développe pas les habiletés d'autoréconfort dont il a besoin pour s'assoupir de lui-même. Il faut donc déposer votre bébé dans son lit alors qu'il est dans un état entre l'éveil et le sommeil, puis le charmer jusqu'à ce qu'il s'endorme dans un parfait contentement. Je vous renvoie au chapitre 8, où vous trouverez tout ce que vous devez savoir pour y parvenir.

### Erreur nº 5 : Mettre le bébé au lit trop tard

> Coralie est comme le lapin Energizer. Elle refuse de s'arrêter pour dormir et, la plupart du temps, elle ne ferme pas l'œil avant minuit. Lorsqu'elle finit par tomber de fatigue, nous ne la déplaçons pas, de peur de la réveiller.
>
> *— Pamela, 22 ans, mère de Coralie, cinq mois*

À quel moment est-il préférable d'entreprendre une besogne exigeante ? Lorsque vous vous sentez galvanisé ou vanné ? Nous sommes probablement d'accord pour dire qu'il est préférable de s'attaquer à une tâche quand nous sommes en pleine forme. La même chose s'applique aux bébés : ils relèvent mieux les défis lorsqu'ils ont de l'énergie en réserve, ce qui suppose de commencer à les préparer pour le dodo *avant* qu'ils ne soient fourbus. Cela peut sembler étrange, mais les bébés somnolents sont plus disposés à dormir que les bébés exténués. Un bébé fatigué se réconforte par lui-même plus facilement qu'un bébé qui tombe d'épuisement.

Il est donc important de savoir reconnaître le « bon » moment pour mettre votre poupon au lit. Un bébé ne peut pas dire « Je suis prêt à me coucher» avec des mots, mais il peut transmettre clairement ce message par son langage corporel. Plus précisément, un bébé fatigué :

- se frotte les yeux ;
- bâille ;
- mordille et suce ses doigts ;
- est joyeux, mais impatient ; par exemple, votre bébé sera prêt à s'amuser sur son tapis de sol, mais il ne s'écoulera pas plus que quelques minutes avant qu'il ne réclame votre attention ;
- rechigne et ne veut pas qu'on le dépose ;
- ne reste pas concentré longtemps.

En revanche, un bébé trop fatigué est agité, hyperactif, et sa coordination est moins bonne. Il ne reste pas de bonne humeur longtemps ; son regard est fuyant, il refuse de coopérer, il pleure et fait des crises. Un jeune bébé trop fatigué va parfois se cambrer le dos, ou il devient amorphe, vous repousse, pleure encore plus fort si vous tentez de le consoler et ses pleurs deviennent plus aigus et augmentent en intensité.

## Erreur nº 6 :
## Succomber à l'anxiété des nouveaux parents

J'ai été une nouvelle maman à deux reprises. La première fois, c'était il y a 27 ans, à la naissance de mon fils aîné. La deuxième fois, c'était il y a 10 ans, lorsque mon deuxième garçon a vu le jour. Par deux fois, j'ai répété les mêmes erreurs que j'ai fini par regretter par la suite.

*– Louise, 41 ans, mère de deux enfants*

Être parent pour la première fois constitue l'une des expériences les plus terrifiantes, les plus envahissantes et, en même temps, les plus sublimes qui soient. Bien souvent, on dirait que ce raz-de-marée émotionnel anéantit une bonne partie de notre capacité à raisonner. Avec le recul, plusieurs parents restent perplexes face à certaines de leurs décisions: «Comment ai-je pu faire une chose pareille!» s'exclament-ils. Comme me le disait Magalie, mère de trois enfants: «Avec ma première fille, je ne savais pas vraiment ce que je faisais. J'étais tellement heureuse, lorsqu'elle finissait par s'endormir, de pouvoir enfin bénéficier de quelques heures de repos. Mais la première chose que j'ai sue, c'est que je berçais encore Élodie pour l'endormir alors qu'elle avait deux ans.»

En ce qui a trait au sommeil, il est si facile de faire des erreurs, et si difficile de les corriger. J'ai connu plusieurs parents attentionnés qui, par exemple, savaient très bien que laisser un biberon au bébé la nuit peut faire carier les dents; malgré tout, ils continuaient de le faire. «Ne sachant plus à quel saint nous vouer, nous avons donné un biberon la nuit à notre fils Simon. Aujourd'hui, soit deux ans et quelques caries plus tard, je regrette profondément cette erreur.»

Tout cela pour dire que les nouveaux parents, surtout ceux qui souffrent d'épuisement, ont souvent tendance à prendre des décisions qu'ils finiront par regretter. Je ne fais pas ici allusion à une décision en particulier, mais bien au vaste éventail de décisions auxquelles les nouveaux parents sont confrontés. Idéalement, ils devraient y penser deux fois, au moment de créer de nouvelles habitudes de sommeil, et se demander: «Est-ce que je veux vraiment me retrouver à faire encore la même chose dans une semaine, dans un mois ou dans un an?»

**Erreur n° 7 :**
**Mal comprendre les cycles du sommeil**

Je pensais avoir tout fait ce qu'il y avait à faire. Je mettais Noah au lit encore éveillé, de façon qu'il puisse apprendre à se réconforter tout seul. J'ai cessé de lui offrir la sucette quand il a été capable de prendre son pouce et je ne suis pas accourue chaque fois qu'il pleurait. Alors, voulez-vous bien me dire pourquoi ma petite canaille continue de faire des histoires plusieurs fois la nuit ? Je n'ai pas toujours besoin d'aller le voir, mais il gigote, se tortille et pleurniche toutes les deux heures, réglé comme du papier à musique. »

*– Viviane, 27 ans, mère de Noah, six mois*

Maintenant, imaginez un plongeur en apnée qui disparaît sous l'eau. Au bout de quelque temps, il refera surface, remplira ses poumons et retournera vers les profondeurs. Et ce cycle se répétera encore et encore.

Comme un plongeur, le sommeil de votre bébé va de la surface jusqu'aux profondeurs et ce cycle se répète cinq ou six fois par nuit (tel qu'il est décrit au chapitre 1). Chaque cycle de sommeil dure environ 90 minutes. Plusieurs bébés ne se rendorment pas après les brèves périodes de réveil, parce qu'ils ne savent pas comment se réconforter par eux-mêmes. Ils se mettent à pleurer comme s'ils voulaient dire : « Hé ! là ! Faites vite quelque chose... Je n'arrive plus à dormir ! »

Si les réveils nocturnes sont d'ordre biologique, la façon dont un bébé les gère, elle, doit être apprise. Un bébé qui est nourri ou bercé à chaque réveil en la tire la leçon suivante : « Lorsque je me réveille, le lait chaud (ou un bercement) m'aide à me rendormir. » Il finit donc par associer la nourriture à l'assoupissement et cette association s'enracine profondément dans sa mémoire.

Au chapitre 7, vous apprendrez comment établir des associations efficaces et qui favorisent un meilleur sommeil. Vous apprendrez à endormir votre bébé en l'enveloppant d'amour. Au début, vous concentrerez vos efforts sur le coucher et les siestes. Vous allaiterez votre petite merveille aussi souvent qu'elle en a besoin durant la nuit. Toutefois, quelque chose d'étonnant se produira à mesure que votre bébé s'habituera à se guider vers le sommeil. Vers l'âge de trois mois, il commencera à dormir durant de plus longues périodes, en un tournemain!

## Erreur nº 8 : Favoriser la dépendance à la sucette

> Je me suis toujours demandé pourquoi les bébés passaient autant de temps à sucer leur pouce. Le jour où j'ai goûté à de la nourriture pour bébé, j'ai compris.
> — Robert Orben (1927- ), humoriste américain

Au cours d'une récente visite, la mère d'un bébé de quatre mois me déclarait :

— Je fais tout ce qu'il faut et, malgré tout, mon bébé continue de se réveiller toutes les deux heures.

— Je vous parie que Raphaël dort lorsque vous le déposez dans son berceau, dis-je.

— Non, m'assura-t-elle, il s'endort tout seul, mais il se réveille quand même régulièrement.

— Comment s'endort-il ? m'informai-je.

— Il se tourne et se retourne dans son lit, puis il finit par retrouver le sommeil.

– S'endort-il avec une sucette ?

– Oui, et je dois la lui remettre chaque fois qu'il la perd.

Et voilà ! Bingo !

Les sucettes ont du bon et du mauvais. D'un côté, elles favorisent la détente, mais de l'autre, elles créent une dépendance. Cela ne constituerait pas un problème si les nouveau-nés ne perdaient pas toujours leur sucette (comme leurs aînés perdent leurs mitaines), et tout particulièrement en pleine nuit. Et devinez qui doit se lever pour la retrouver ?

Lorsqu'on utilise un accessoire tel que la sucette pour aider un bébé à s'endormir, il fera désormais partie intégrante de la routine d'endormissement. Cela signifie que cet accessoire doit être à portée de la main chaque fois que le bébé se réveille. Dans le cas ci-dessus, la maman devait se lever à plusieurs reprises durant la nuit pour redonner la sucette à son fils. Sans elle, il ne pouvait pas se rendormir.

Logiquement, il serait donc conseillé de ne pas encourager l'usage de la sucette. Or l'Académie américaine de pédiatrie a jeté un pavé dans la mare en recommandant de donner la sucette durant la nuit et la sieste, afin de réduire les risques de syndrome de mort subite du nourrisson (SMSN). Elle conseille de redonner la sucette au bébé, même s'il la crache ou s'il la laisse tomber.

Puisque la sécurité l'emporte toujours sur le reste, les parents devraient respecter ce conseil. Par contre, il est fondamental de ne pas redonner la sucette pendant la nuit. Il faut amener le bébé à développer une plus grande autonomie, en ce qui a trait à sa capacité à se rendormir. Vous pourrez en lire davantage au sujet de la sucette à la page 230.

Lorsqu'un nouveau parent me signale que son bébé dort 12 heures d'affilée et qu'il a accompli cet exploit sans l'aide de personne, je demande toujours s'il suce son pouce. C'est presque toujours le cas! Sucer son pouce est le parfait expédient pour le sommeil. Cet « accessoire » est pratique et ramène le calme instantanément; qui plus est, on ne le perd jamais, il ne s'use pas et on n'a pas non plus besoin de le remplacer.

### Erreur nº 9: Reporter le moment inévitable de l'apprentissage du sommeil

Marie-Claude est une mère incomparable. Elle a une fille de deux ans qui souffre d'un retard mental et un fils de neuf mois pourvu d'un bouillant caractère. Il y a quelques mois, voici ce qu'elle me confiait: « Je sais que vous allez m'en vouloir, mais j'allaite encore Félix pour l'endormir. J'ai l'intention de lui enseigner de bonnes habitudes de sommeil le mois prochain. »

Au rendez-vous suivant, j'ai demandé à Marie-Claude: « Alors, arrivez-vous à dormir ? » « Je ne veux même pas en parler ! » répondit-elle.

Les parents remettent le moment de commencer l'apprentissage des bonnes habitudes de sommeil pour toutes sortes de bonnes raisons. Plusieurs ignorent l'existence de la PP, certains tiennent bon en espérant que la situation va s'améliorer avec le temps, et d'autres sont tout bonnement trop épuisés. Cela m'attriste tout de même de voir que les parents passent à côté de la PP, car je sais que plus ils attendent avant de faire face à la question des habitudes de sommeil, plus les problèmes risquent de s'accumuler.

Par expérience, je sais que dès qu'un bébé est capable de se dresser pour se tenir debout, ses habitudes de sommeil ont commencé à s'enraciner et seront beaucoup plus difficiles à changer. Cela ne veut pas dire que vous ne pourrez jamais corriger les mauvaises habitudes, mais cela demandera plus de temps et d'ingéniosité (un sujet sur lequel nous nous attarderons un peu plus au chapitre 11).

Évidemment, pour éviter bien des tracas, je vous recommande vivement de tirer parti de la PP, non seulement parce que vous aussi aimerez mieux dormir, mais également parce que ce sera plus facile pour votre bébé.

### Erreur nº 10 : Se sentir coupable de vouloir dormir davantage

Michaël, un bébé de cinq mois, n'avait jamais réussi à dormir plus de 90 minutes de suite depuis sa naissance. Sandra, sa mère, accourait à son berceau au moindre son, ne voulant pas qu'il se sente abandonné. Après cinq mois de nuits sans sommeil, elle aurait tout donné pour une bonne nuit de repos. Pourtant, à la seule idée d'intervenir pour amener Michaël à mieux dormir, un sentiment de culpabilité la submergeait et elle ne faisait rien.

Un matin, au volant de sa voiture, Sandra a bifurqué et quitté sa voie, se retrouvant face aux véhicules venant en sens inverse. Miraculeusement, personne n'a été blessé, mais ses nerfs ont craqué. À ce moment précis, Sandra a réalisé que sacrifier son sommeil n'était pas dans le meilleur intérêt de son fils. Après tout, la santé de Michaël et la sienne devaient passer en premier. Devinez qui faisait ses nuits en moins d'une semaine ?

La plupart des parents mesurent mal l'importance du rôle que joue le sommeil dans le maintien de leur santé. Ils se sentent tellement coupables d'en réclamer davantage qu'ils font des sacrifices inutiles. Heureusement, la tendance est au changement avec les nouvelles générations de parents qui accordent plus de valeur à leurs propres besoins en matière de santé. Comme me l'expliquait une maman de la génération X : « Je suis une personne *et* une mère, c'est-à-dire que j'essaie de trouver un équilibre entre les besoins de tout le monde, incluant les miens. Être mère ne signifie pas être une martyre. »

Il s'agit là d'une véritable situation gagnant-gagnant. Non seulement vous vous rendez service en privilégiant une bonne hygiène de sommeil, mais vous répondez aussi à l'un des besoins fondamentaux pour la santé de votre enfant. Une bonne nuit de repos est essentielle pour la santé, la sécurité et la croissance de votre bébé (et de votre famille). Quand bien dormir devient une de vos priorités, vous êtes mieux préparé à faire face aux aléas inévitables de l'apprentissage du sommeil... et plus susceptible de réussir. La liste de ce pour quoi on se culpabilise dans la vie déjà est bien assez longue, et promouvoir une bonne hygiène de sommeil ne devrait pas en faire partie.

**Les plus grands facteurs de risque**

Les bébés qui auront plus tendance à être de mauvais dormeurs sont ceux qui :

- ont souvent des coliques ;
- partagent la chambre ou même le lit de leurs parents ;
- sont nourris au sein (ils s'endorment plus facilement quand on les allaite) ;
- sont déjà endormis lorsqu'on les met au lit.

Dieu merci ! il est tout à fait possible d'éviter le terrain glissant du manque de sommeil. Maintenant que vous connaissez quelles sont les zones dangereuses, vous pouvez vous en tenir éloigné. Par contre, tous les périls ne sont pas écartés. Non seulement devez-vous savoir comment éviter les erreurs, mais vous avez aussi besoin de savoir comment favoriser les bonnes habitudes de sommeil. Dans la prochaine partie de ce livre, vous découvrirez les rudiments de la méthode « Enfant do » et apprendrez comment favoriser, dès le début, une bonne hygiène de sommeil chez votre bébé.

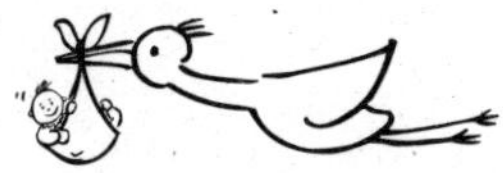

# CHAPITRE 4

## Vivre et survivre avant la période propice

*Un but dépourvu de plan ne sera jamais qu'un souhait.*

— ANTOINE DE SAINT-EXUPÉRY

> J'ai survécu à ma grossesse, je me suis débrouillée pendant l'accouchement et juste au moment où je croyais que le pire était passé, j'ai compris que j'étais encore bien loin d'en avoir fini.
> *– Annie, 22 ans*

Bien que ce livre ait pour principal objet d'amener votre bébé à faire ses nuits, on ne peut échapper au fait que durant les six à huit semaines qui suivent sa naissance – parfois un peu plus –, le sommeil ne sera plus pour vous qu'un lointain souvenir. Il s'agit de cette période, qui s'étend de votre arrivée à la maison avec votre poupon jusqu'au début de la période propice (PP), au cours de laquelle vos chances de dormir suffisamment pour dissiper les brumes de l'épuisement sont aussi bonnes que de gagner à la loterie.

En effet, même si les nouveau-nés dorment 16 heures par jour, ils ne le font que par bribes, ce qui contribue encore plus à votre impression de manque. Cela est valable que votre bébé soit nourri au sein ou non.

> Je suis folle de ma petite fille et je la comble de mille et une attentions. Pourtant, plutôt que de me sentir au nirvana, j'ai l'impression de tomber en ruines. Je veux dormir ! Combien de temps cela va-t-il encore durer ?
> *– Céline, 35 ans*

Le manque de sommeil est à ce point endémique que dans certaines cultures, selon les traditions *post-partum,* on libère la nouvelle maman de ses tâches ménagères et de ses responsabilités familiales quotidiennes pour qu'elle puisse se reposer. Chez nous, à l'exception des quelques visites occasionnelles des grands-parents, les nouveaux parents en manque de sommeil sont généralement obligés de se débrouiller seuls.

---

J'ai été tentée de retourner au bureau au bout d'une semaine parce que là, au moins, j'aurais eu droit à une pause-café.
*– Josée, 38 ans*

---

En attendant le début de la période propice, voici quelques conseils de base pour garder la tête hors de l'eau.

Les nouveau-nés n'ont aucune notion du jour et de la nuit. Ils dorment en fonction de leur propre horloge biologique (ou rythme circadien), laquelle envoie automatiquement des messages signalant la faim ou l'endormissement. Ainsi, les nouveau-nés dorment de deux à quatre heures, restent éveillés environ une heure – durant laquelle ils sont nourris, s'amusent et pleurent un peu –, puis se rendorment.

Votre horloge biologique n'a rien à voir avec celle de votre bébé. La vôtre est établie selon un horaire de 24 heures : vous dormez la nuit et vous veillez le jour. Autrement dit, pour le moment, vous et votre poupon n'êtes pas sur la même longueur d'onde. Malheureusement, vous ne pouvez pas stopper votre horloge interne. Ainsi, pendant que votre cerveau vous supplie d'aller dormir, les horaires irréguliers des tétées de votre bébé vous forcent à rester debout.

La bonne nouvelle, c'est que votre poupon commencera à distinguer le jour de la nuit vers l'âge de six à huit semaines. Remarquez la coïncidence : l'horloge biologique de votre bébé prend de la maturité au moment exact où débute la PP.

## LA SIESTE RÉPARATRICE DU PARENT

Suzanne est la mère de jumeaux de six mois, Loïc et Nathan. Elle a compris les dangers de l'excès de fatigue le jour où elle a défoncé la porte du garage avec sa voiture ; elle était si fatiguée qu'elle avait tout bonnement oublié de l'ouvrir avant de faire marche arrière. C'est à ce moment qu'elle s'est fait une tout autre opinion de la sieste.

Chaque adulte a ses propres besoins en matière de sommeil. Votre patrimoine génétique détermine en partie s'il vous faut beaucoup ou peu de sommeil. Si vous n'en avez pas suffisamment, vous accumulez une dette de sommeil. La seule façon de la rembourser consiste à prendre des heures de sommeil supplémentaires, en plus de celles dont vous avez besoin au quotidien. Tant que vous n'aurez pas fait cela, votre corps continuera d'émettre des signaux de détresse en vous faisant ressentir de plus en plus de fatigue.

Puisqu'il est impossible pour les nouveaux parents de dormir durant de longues périodes, la seule façon de rembourser l'inévitable dette de sommeil est de faire la sieste. Les bienfaits de la sieste ne sont pas seulement valables pour les nouveaux parents. Des chercheurs de la NASA ont démontré qu'un somme de 24 minutes améliore la performance des pilotes. Chris Carmichael, l'entraîneur du grand champion cycliste Lance Armstrong, affirme que « les siestes jouaient un rôle central dans son programme d'entraînement ».

L'un des principaux obstacles à la sieste est la culpabilité : « J'ai trop à faire. Je ne peux pas me le permettre. » En réalité, vous ne pouvez pas vous permettre *de ne pas* faire la sieste. Alors, de grâce, ignorez la petite voix de votre conscience qui tente de vous convaincre de votre paresse. Une sieste réparatrice sera brève, prise au bon moment, et vous permettra de récupérer rapidement.

Contrairement au vrai sommeil, la sieste n'inclut que les deux premières étapes que sont l'endormissement et le sommeil léger. Bénéficiant de leurs vertus régénératrices, vous vous sentez plus alerte, animé et patient. Étant donné que vous ne glissez pas dans un sommeil profond, vous ne vous sentez pas engourdi au réveil. Cela ne suffira pas à vous faire tenir le coup tous les jours, mais ce sera assez pour vous aider *aujourd'hui.* On peut dire que faire un somme, c'est comme prendre une collation au lieu d'un repas complet.

### Quelques perles de sagesse au sujet de la sieste

1. Donnez-vous la permission de faire la sieste.
2. Restez disposé à faire la sieste. Ne tentez pas de demeurer éveillé en avalant de grandes quantités de café ou autres boissons caféinées ; cela vous rendra la tâche plus difficile lorsque le temps sera venu de décrocher.
3. Faites la sieste en même temps que votre bébé, mais seulement le matin et en début d'après-midi. Si vous faites un somme en fin d'après-midi, votre horloge corporelle aura tendance à vous faire entrer en sommeil profond et, après, vous vous sentirez engourdi.
4. Fermez les rideaux et éteignez la lumière ou portez un bandeau sur vos yeux. L'obscurité stimule la sécrétion de la mélatonine, l'hormone de l'induction du sommeil.
5. Décidez de la durée de votre sieste.
   *Bébé tonique — 2 à 5 minutes :* Curieusement efficace pour ragaillardir.
   *Petit tonique — 5 à 15 minutes :* Accroît le niveau d'énergie et de performance motrice, en plus d'augmenter la capacité d'apprendre.
   *Maman tonique — 20 minutes :* Inclut les bienfaits cités ci-dessus et améliore la mémoire à long terme.
6. Réglez la sonnerie de votre réveil. Les chances sont bonnes que votre bébé continue de dormir quand vous vous

lèverez – mais si votre sieste dure plus d'une vingtaine de minutes, vous risquez de vous sentir engourdi. Vous aurez alors le temps de vous attaquer aux tâches qui restent à faire ou de profiter d'un moment rien qu'à vous.

## SIMPLIFIEZ-VOUS LA VIE

Moins vous subirez de stress durant cette période, meilleur sera le sommeil que vous prendrez. Votre mantra (au moins pour les six premières semaines après la naissance et plus longtemps encore, espérons-le) devrait être OSCAR, pour : On Se Calme Aujourd'hui Reine (Roi) du foyer. Voici quelques conseils pour vous aider à faire baisser la pression.

- *Organisez-vous*. Lorsque vous aménagez la chambre du bébé et les espaces à langer, demandez-vous : « Comment pourrais-je rendre ces espaces efficaces ? » Placez tout ce dont vous avez besoin – couches, serviettes humides, crèmes, poubelle, vêtements de rechange – dans différents lieux stratégiques de la maison, afin de réduire vos allées et venues.
- *Optez pour des repas vite faits et nourrissants*. Quantité de livres de recettes jouant ce rôle se trouvent sur le marché. Parmi mes favoris : *Recettes en 30 minutes* de Rachael Ray[7].
- *Faites l'école buissonnière*. Les tout petits bébés ont-ils *vraiment* besoin d'un cours d'introduction à la musique ou de sessions d'apprentissage de l'alphabet ? Absolument pas ! De trop nombreux parents croient à tort qu'ils privent leur enfant de quelque chose de précieux s'ils ne les inscrivent pas au gym, à la natation ou au yoga pour bébé avant l'âge de six mois. Faites l'école buissonnière et savourez le temps que vous pouvez passer avec votre bébé.
- *Finies les folies*. Surcharger l'horaire des enfants est un phénomène qui fait rage, de nos jours. Si le calendrier familial doit

fonctionner par codes de couleurs pour chacun de vos enfants, c'est que vous en faites trop.

- *Dites tout simplement oui*. Acceptez l'aide qu'on vous offre, quelle qu'elle soit. Les nouveau-nés ont des besoins constants d'être nourris, changés et réconfortés, ce qui ne laisse guère de temps pour quoi que ce soit d'autre, à moins que quelqu'un vous offre de prendre la relève.
- *Accumulez le moins de matériel possible*. Les enfants n'ont pas besoin de tous les nouveaux gadgets offerts sur le marché. Il y en a moins à ranger lorsque le plancher n'est pas couvert de jouets de toutes sortes, en particulier ceux qui comportent des dizaines, voire des centaines de pièces.
- *Prévoyez du temps pour vous*. Il y aura toujours des vêtements à plier, de la vaisselle à laver et des planchers à récurer. Le temps pour vous-même ne se libérera que si vous le prenez.

## «C'EST MIEUX À DEUX, CHÉRI»: L'ENCOURAGER À PARTICIPER CONJOINTEMENT

Paul avait l'impression de ne pas avoir besoin d'autant de sommeil que sa femme. Aussi, durant les mois qui ont suivi la naissance d'Olivia, c'est lui qui accourait dès que la petite commençait à pleurer. Il l'emmenait dans leur lit pour que sa femme puisse lui donner le sein. Quand Olivia se rendormait, il la ramenait dans sa chambre et la remettait au lit.

Il va de soi que lorsqu'on partage la tâche liée aux tétées de nuit, comme le font Paul et sa femme, on partage également la dette de sommeil. Toutefois, de cette façon, la dette de chacun s'en trouve moins élevée. Ainsi, il devient plus facile de préserver sa santé mentale. De plus, votre relation se renforce, puisque vous êtes deux à partager les tâches. Voici quelques astuces grâce auxquelles maman pourra aider papa à devenir participant à part entière.

- Avant l'arrivée du bébé, assistez ensemble à des cours prénatals et présentez-vous tous les deux à plusieurs des rendez-vous médicaux.
- N'intervenez pas lorsque votre conjoint prend le bébé ou change sa couche.
- Dites-vous que votre conjoint peut se débrouiller seul et laissez-le s'y prendre à sa manière.
- Prenez en considération que votre conjoint est là pour prendre part à l'ensemble des tâches, mais ne tenez pas de comptes serrés.
- Si vous allaitez, reposez-vous sur votre conjoint pour aller chercher le bébé, changer sa couche et lui faire faire son rot.
- Considérez votre conjoint comme votre égal et non comme votre assistant.
- Si votre conjoint se charge d'amener le bébé chez le médecin, ne lui donnez pas une liste de questions. Il ne reviendra peut-être pas avec toutes les réponses que vous auriez souhaitées, mais il reviendra avec une estime de soi intacte!
- Et vous, conjoints, ne confiez pas le bébé à maman dès qu'il se met à gémir. Avec le temps et en essayant différentes techniques, vous découvrirez des façons de l'apaiser. C'est par la pratique qu'on apprend.

## LE PLUS GRAND CONFORT POUR BÉBÉ

Au cours du premier examen de routine de Nora, j'ai confié au Dr Cathryn que je trouvais ma fille terriblement difficile. Après l'avoir examinée, Dr Cathryn m'a assuré que mon bébé était en parfaite santé. « Mais alors, pouvez-vous bien me dire pourquoi elle se plaint comme si elle avait mal quelque part ? » ai-je demandé. Et Dr Cathryn de me répondre : « Elle a le mal du pays. » C'est alors qu'elle m'a montré comment emmailloter Nora. C'était comme si elle avait actionné un interrupteur ; en moins de deux, le silence s'est fait.

*— Josiane, 21 ans, mère de Nora, trois mois*

En plus de trouver des astuces pour augmenter votre endurance et pour réussir à dormir, il est bon de développer des moyens pour mettre votre bébé à l'aise durant cette période de transition. Cela pourrait d'ailleurs vous valoir de plus longues périodes de sommeil. Voici quelques recommandations.

*Rappelez-lui son pays d'origine.* Lorsque les parents voyagent en compagnie d'un tout-petit, ils apportent souvent des objets tels qu'un ourson en peluche ou une couverture afin que l'enfant ne se sente pas dépaysé. Or les nouveau-nés viennent au monde les mains vides ; il est donc du ressort de papa et maman de trouver ce qui pourrait lui rappeler son ancienne « maison ». L'un des moyens les plus efficaces pour y parvenir consiste à recréer les conditions analogues à celles de l'environnement intra-utérin, ce qui comprend l'emmaillotage, la sucette (le fœtus commence à sucer son pouce entre la 14e et la 16e semaine de gestation, ce qui lui donne, avant même la naissance, bien du kilométrage en succion) et un certain paysage sonore. Avant l'arrivée de la PP, vous pouvez proposer la sucette à votre bébé en tout temps. L'emmaillotage, la sucette et l'environnement sonore jouent un rôle important dans la méthode « Enfant do » ; vous en apprendrez plus long sur le sujet au chapitre 7.

*Gardez le bébé près de vous.* Plusieurs parents couchent leur enfant dans un couffin près de leur lit, ce qui est pratique pour les tétées nocturnes, tout en évitant les dangers que présente le partage du lit. Pour ceux qui choisissent de dormir en famille ou qui s'y résignent en raison de l'épuisement, voyez les précautions à prendre à ce sujet en page 219.

*Massez votre bébé.* Des recherches suggèrent que le toucher produit un puissant effet d'apaisement sur les bébés. Une revue de pédiatrie reconnue a rapporté qu'après avoir reçu un massage quotidien durant cinq jours, des bébés prématurés en bonne santé avaient gagné plus de poids que d'autres prématurés à qui on n'avait pas offert un tel traitement. L'une de mes études préférées sur le sujet vient de l'Université McGill, à Montréal, où des chercheurs ont découvert que le massage peut contribuer à augmenter le quotient intellectuel d'un enfant !

Voici comment vous y prendre. Choisissez un endroit confortable où il fait chaud. Installez votre aire de massage en ayant à portée de la main quelques serviettes, couches de rechanges, lingettes nettoyantes, huile (végétale, de pépins ou de fruit, pressée à froid) et mettez une musique douce. N'utilisez pas d'huile d'arachide ou de noix, en raison des risques d'allergie alimentaire.

Réchauffez une petite quantité d'huile dans vos mains. Commencez par les cuisses de votre bébé, en effectuant des caresses fermes et continues. C'est la façon de commencer la moins surprenante, votre enfant ayant déjà l'habitude qu'on lui touche les jambes quand on change sa couche. Poursuivez le massage en vous arrêtant aux pieds, aux bras, aux mains, au dos, aux oreilles, au visage, à la poitrine et au ventre. Veillez cependant à ne pas faire une trop grande pression lorsque vous massez le ventre.

Ne massez jamais un bébé lorsqu'il pleure ou qu'il est en colère. Si votre bébé commence à se plaindre ou à s'agiter, il est temps de mettre fin au massage. Les bébés sont minuscules ; cela prend donc peu de temps : dix minutes maximum.

**PRÉPAREZ-VOUS À LA CRISE DES SIX SEMAINES**

Lorsqu'elle a atteint l'âge de six semaines, Noémie a commencé à faire des crises de larmes ; son visage devenait cramoisi, ses jambes se dressaient et ses cris duraient jusqu'à ce qu'elle tombe d'épuisement. J'ai cru qu'elle avait des coliques, alors j'ai surveillé ma diète et lui ai donné des gouttes contre les gaz intestinaux ; puis, lorsque toutes ces tentatives ont échoué, j'ai pris rendez-vous avec le Dr Cathryn. Noémie a été pesée, mesurée et examinée sous toutes ses coutures et c'est avec scepticisme (et soulagement, tout de même) que j'ai entendu Dr Cathryn m'assurer qu'elle ne présentait rien d'anormal :

– Avez-vous entendu parler de la crise des six semaines ?

– Non. Qu'est-ce que c'est ?

– C'est la période qui précède tout juste le moment où votre bébé s'emparera de votre cœur avec un sourire.

Comme l'avait prédit le Dr Cathryn, les pleurs de Noémie ont disparu dans les semaines qui ont suivi.

*– Mélanie, 31 ans, mère de Noémie, deux mois et demi*

Les chercheurs ont découvert que, partout dans le monde, les bébés sont plus difficiles et pleurent davantage à l'âge de six semaines. Je soupçonne que les raisons suivantes sont en cause : le bébé étant beaucoup plus éveillé au monde qui l'entoure, il arrive un moment où il ne peut plus rien absorber. Puisqu'il ne connaît pas encore ses limites, il se sent rapidement dépassé. Alors la marmite déborde, et il se met à pleurer.

Heureusement, cette phase ne dure jamais longtemps. Rapidement, le bébé apprend comment faire baisser la pression, à reconnaître ses limites et à se couper du monde quand il en a assez. Ce n'est pas tout à fait par hasard si cette période où votre bébé perfectionne son « interrupteur interne » coïncide avec le début de la PP.

Dans l'intervalle, vous devrez composer avec cette phase. Un peu de préparation mentale et de planification vous aidera – et aidera votre bébé – à la traverser.

### La technique PRP

Quand un bébé se sent submergé par tout ce qu'il y a autour de lui, mais qu'il n'a pas encore mis au point les ressources lui permettant de se calmer par lui-même, vous pouvez l'aider à se couper du reste du monde en attirant son attention sur vous, grâce à la technique PRP : Parlez-lui, Regardez-le et Prenez-le dans vos bras.

Pour réussir, vous devez accomplir chacune des étapes suivantes :

1. Parlez à votre bébé. Communiquez avec lui sur un ton dégagé.
2. Regardez-le droit dans les yeux, et ce, même s'ils sont fermés. Tôt ou tard, il les ouvrira.
3. Prenez-le dans vos bras. Placez votre bébé sur le dos, glissez votre main sous sa tête et soulevez-le, tout en supportant son corps avec votre avant-bras. Faites reposer sa tête dans le creux de votre main. Relevez sa tête vers vous dans un angle d'environ 45 degrés, de façon que vous puissiez vous regarder droit dans les yeux. Votre bébé se sentira moins vulnérable ainsi ; il ouvrira les yeux et entrera en contact avec vous.

Les étapes suivantes rendront la PRP encore plus efficace :

- Emmaillotez votre bébé.
- Offrez-lui sa sucette ou votre doigt à téter.
- Appliquez un mouvement. Tout en tenant sa tête dans votre main, bougez doucement votre bras de haut en bas et de bas en haut, comme si vous vouliez montrer vos biceps. Ce

mouvement d'aller-retour mettra fin d'un coup à la crise de larmes de votre bébé.

Ayez recours à la PRP chaque fois que votre bébé s'égare dans une crise de larmes. Cela l'aidera à se sortir de ce tourbillon d'émotions et permettra à son système nerveux de se remettre. C'est un peu comme ces pauses entre les contractions utérines : pendant un moment, le tumulte à l'intérieur de votre corps est insupportable, puis, soudainement, la contraction disparaît et vous retrouvez calme et tranquillité.

## ATTENTION À CE QUE VOUS FICELEZ

> Une habitude est une habitude et nul ne peut s'en débarrasser en la jetant par la fenêtre. Il faut plutôt l'enjôler et l'entraîner vers le bas de l'escalier, une marche à la fois.
>
> *— Mark Twain*

Les nouveau-nés (et souvent, les nouveaux parents) ignorent totalement comment on s'y prend pour s'endormir ou se rendormir durant la nuit. Ainsi, plusieurs parents agissent selon ce qui leur semble le plus approprié.

Par exemple, papa pour la première fois, André ne parvenait pas à endormir son fils de trois semaines, sauf en le tenant serré contre sa poitrine. Sans le vouloir, il a ficelé les éléments d'une habitude qui risque de le hanter encore longtemps, car lorsqu'un nœud est formé, il ne se défera pas tout seul.

- ***1er nœud : S'endormir au biberon ou au sein***. Un nouveau-né prend l'habitude d'avoir quelque chose dans la bouche pour s'endormir, même si, arrivé au début de la PP, il est parfaitement capable de s'assoupir sans cela. Il n'essaiera pas de trouver d'autres façons de s'endormir à moins qu'on l'y encourage.

- ***2e nœud: La sucette.*** Au début, la sucette calme le nouveau-né ; elle est aussi réconfortante qu'un bon bain chaud... jusqu'à ce qu'on la laisse tomber accidentellement. C'est alors la panique, parce que notre petit bout de chou a perdu l'unique moyen qu'il connaît pour se rassurer. Lorsque le bébé est âgé d'environ trois mois (moment où il peut facilement mettre son pouce dans sa bouche), je recommande aux parents de lui retirer la sucette, une fois qu'il est endormi. Ainsi, le bébé sera incité à découvrir ses doigts ou son pouce, lesquels sont toujours faciles d'accès et disponibles. (Ne retirez pas la sucette quand bébé est en train de s'assoupir, mais seulement après qu'elle est tombée de sa bouche.)
- ***3e nœud: Le berce-o-thon.*** Pendant des siècles, les parents ont fait sautiller, ont bercé et balancé leurs bébés pour les endormir. Les mouvements rythmés sont profondément relaxants, voire hypnotisants. Mais les bercements deviennent un problème lorsque les bébés, en particulier les plus âgés, ne peuvent plus s'endormir autrement. Cela ne veut pas dire que vous ne devriez jamais bercer votre enfant pour l'endormir ; ce serait absurde. En fait, les nouveau-nés ont souvent besoin de ces mouvements de bercement pour se relaxer et sombrer dans le sommeil. Cependant, une fois que votre bébé a commencé à s'ouvrir au monde qui l'entoure, il devient nécessaire de modifier votre approche, ce à quoi la méthode « Enfant do » devrait vous aider, lorsque s'amorce la PP.
- ***4e nœud: Dormir en roulant.*** Un siège d'auto est comme un nid pour le bébé, qui l'aide à se sentir bien et en sécurité. Mais c'est un véritable nœud lorsqu'il devient le seul endroit où bébé peut fermer l'œil et rester endormi. Heureusement, l'emmaillotage produit la même sensation de doux réconfort.

- ***5ᵉ nœud: S'endormir dans les bras de maman ou de papa.*** Permettre à un bébé de tomber endormi dans nos bras peut sembler naturel, mais cela peut rapidement créer des difficultés lorsqu'un bébé ne peut pas s'endormir dans son lit.

Vous aurez sans doute noté que ces habitudes sont toutes autant de méthodes efficaces pour apaiser un bébé. N'hésitez pas à les utiliser, et à vous fier à votre instinct, pour réconforter votre nouveau-né. Cependant, avec le début de la PP, ces façons de faire se métamorphosent rapidement en pièges, puisqu'elles n'encouragent pas les bébés plus matures à se réconforter eux-mêmes. Alors, lorsque s'amorcera la PP, remplacez ces diverses astuces par la méthode « Enfant do » ; ainsi, votre bébé pourra profiter du meilleur des deux mondes.

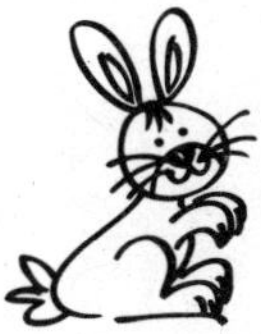

# DEUXIÈME PARTIE

## Regarde qui dort toute la nuit !

*C'est le morceau de sucre qui aide le médicament à passer...*

— MARY POPPINS

# CHAPITRE 5

## Se préparer à la méthode « Enfant do »

*Chaque moment à venir n'est jamais loin.*

— PROVERBE ARABE

Vous n'iriez pas courir le marathon sans vous être préalablement entraîné, n'est-ce pas ? Alors, pourquoi commenceriez-vous à entraîner votre enfant à bien dormir sans d'abord vous remettre en forme ?

L'épuisement est la principale cause de problèmes dans l'application de la méthode « Enfant do ». C'est la raison pour laquelle je veux que vous refassiez le plein d'énergie avant de commencer. Voici comment.

*Prenez un engagement ferme.* Avant de commencer à amener votre bébé à faire ses nuits, vous devez vous engager à 100 % à appliquer cette approche. Votre force de conviction risque d'avoir des hauts et des bas comme un yoyo, mais dans l'intérêt de votre bébé, gardez le cap sur la méthode. Si votre volonté défaillit, je vous prie de vous remémorer les risques sérieux qu'entraîne le manque de sommeil en allant relire la page 28. Permettez-moi également de vous rappeler qu'il est plus difficile (pour votre bébé) de rompre de mauvaises habitudes de sommeil que d'établir une bonne hygiène de sommeil dès le départ.

*Ayez une connaissance des mécanismes de base du sommeil.* Être bien informé sur la nature du sommeil (relisez les chapitres 1 et 3) vous aidera à faire face aux pièges de l'entraînement au sommeil, sans tomber dedans. Vous devez comprendre, par exemple, qu'il est tout à fait normal que votre bébé se réveille à quelques reprises pendant la nuit. Un problème apparaît lorsque celui-ci ne parvient pas à se rendormir tout seul. Ainsi, votre tâche consiste à aider votre enfant à développer la capacité de se sécuriser par lui-même afin de retrouver le sommeil.

*Maintenez la forme.* Lorsqu'on souffre du « syndrome de la maman fatiguée » (ou du « papa fatigué »), on a l'impression de courir un marathon sans ligne d'arrivée. La sieste constitue le meilleur antidote à ce nouveau seuil d'épuisement. Idéalement, il faut faire plusieurs petits sommes au cours de la journée. Voyez le chapitre 4 pour en savoir plus sur les bienfaits de la sieste.

*Gardez votre sens de l'humour.* Le vieil adage qui dit que le rire est la meilleure médecine de l'homme est tout à fait vrai. Le rire stimule la sécrétion d'endorphines et diminue le stress, ce qui, au bout du compte, procure une sensation de bien-être. Visionnez une comédie, lisez un livre amusant, assistez à un spectacle d'humour (sans votre bébé). Plus vous serez détendu durant le voyage, plus vous serez en mesure de faire face aux turbulences.

*Restez optimiste.* Qui a davantage de chances de réussir ? Une mère rongée par les doutes ou une mère qui a confiance en elle et en son enfant, quant au déroulement des choses ?

*Allez prendre l'air.* Le cerveau est programmé pour dormir quand il fait noir et pour être éveillé quand il fait clair. Conséquemment, rester enfermé entre quatre murs toute la journée peut dérégler votre horloge biologique. Vous et votre bébé devriez sortir tous les jours et faire une longue marche, même par temps froid. L'air frais vous fera du bien à tous les deux et vous aidera à mieux dormir.

*Simplifiez-vous la vie.* Réduisez vos activités au strict minimum durant l'entraînement au sommeil. Planifiez des activités distrayantes pour vos autres enfants, afin de ne pas vous sentir tiraillé dans toutes les directions.

## IDENTIFIEZ LE TEMPÉRAMENT DE VOTRE BÉBÉ : OURS GROGNON, DOUX LAPIN OU PAPILLON ?

Certains bébés sont très émotifs : ils peuvent passer du bonheur parfait au désespoir total en une fraction de seconde. Heureusement, ils sont capables de faire le chemin inverse – du désespoir à la félicité – tout aussi rapidement. La réussite de la méthode « Enfant do » tient en bonne partie à votre capacité à reconnaître le tempérament de votre bébé. Cela vous permettra de prédire le nombre de complications que vous rencontrerez. Cela vous permettra aussi d'être proactif, de réduire les problèmes et de maximiser les succès.

Environ 40 % des bébés sont considérés comme « faciles » ; joyeux, flexibles et sociables, ils sont ouverts aux nouvelles situations. Les bébés « fougueux » ou « difficiles » comptent pour 10 % ; ils sont plus énergiques, sensibles, tenaces, passionnés, têtus et plus réfractaires aux changements que les bébés dits « faciles ». Environ 15 % des bébés se situent entre les deux : un rien les perturbe, mais ils se calment rapidement. Les 35 % qui restent n'entrent dans aucune catégorie : ils sont faciles dans certaines situations et difficiles en d'autres circonstances.

La clé consiste bien sûr à identifier le tempérament de votre bébé. Cela en vaut vraiment la peine puisque vous pourrez alors prévenir certains problèmes. Par exemple, si votre bébé est instable ou irritable, il y a peu de chances que le simple fait de sucer sa lèvre inférieure ou de regarder dans le vide lui suffira à se sécuriser au beau milieu de la nuit. Le fait de savoir que votre bébé risque d'avoir besoin d'un soutien accru vous permet de prévoir le coup : faites plus souvent la sieste, planifiez un horaire avec votre partenaire ou organisez des moments de relève avec des membres de votre famille et des amis.

Répondre aux questions suivantes vous aidera à identifier le tempérament de votre bébé. Vous serez alors en mesure de déterminer les principales zones grises et de vous organiser avant d'entreprendre la période d'entraînement au sommeil.

1. Votre bébé pleurniche-t-il ou hurle-t-il lorsque vous le déshabillez ?
2. Lorsque votre bébé a faim, gémit-il comme un petit chien ou rugit-il comme un lion ?
3. Votre bébé s'accommode-t-il facilement de toute situation ou est-il facilement perturbé ?
4. Si votre bébé ne se sent pas bien, se montre-t-il contrarié de façon graduelle ou proteste-t-il immédiatement ?

5. Quand votre bébé vient d'exprimer une contrariété, est-il facile à calmer ou devez-vous déployer d'énormes efforts pour l'apaiser ?
6. Votre bébé aime-t-il jouer seul ou se lasse-t-il facilement ?

Si la deuxième partie de chaque question décrit mieux votre bébé, il a probablement un tempérament plus intense ou sensible.

Maintenant que vous avez le tempérament de votre bébé bien frais en mémoire, il est temps de s'attaquer à la méthode « Enfant do ».

## APPRENEZ LA RÈGLE D'OR DE LA MÉTHODE « ENFANT DO »

La voici : *Votre bébé doit s'endormir au lit.*

Remarquez que j'ai bien dit « au lit » et non « dans son lit », car cette technique fonctionne aussi bien pour les parents qui privilégient le cododo que pour ceux qui installent le lit d'enfant dans leur chambre ou dans la chambre de bébé. Le choix du lit importe peu, pourvu que le bébé y soit déposé à mi-chemin entre l'éveil et le sommeil.

Très rapidement, vous découvrirez que vous pourrez amener votre bébé à s'endormir sans le sortir de son lit. Voici comment une jeune maman a interprété la règle d'or.

Dr Cathryn m'avait dit : « Faites tout ce que vous voulez, pourvu que votre bébé s'endorme au lit. » Comme je suis assez petite pour y tenir, je me suis donc glissée dans son lit. J'ai placé Hugo, mon fils de trois mois, tout contre moi, puis je lui ai chanté une berceuse jusqu'à ce qu'il s'assoupisse. J'ai fait la même chose trois soirs de suite. Le quatrième soir, je me suis assise à côté du lit, j'ai chanté la même berceuse et, oh ! surprise, Hugo s'est assoupi. Le soir suivant, j'ai chanté notre berceuse avant de le coucher et Hugo s'est endormi tout seul.

*– Andrée-Anne, 27 ans, mère d'Hugo, trois mois*

Évidemment, je ne suis pas en train de recommander à tout le monde de s'allonger dans le lit du bébé. En fait, je ne le conseille pas. Par contre, les berceuses sont charmantes et je vous encourage à être aussi créatif que cette maman.

# CHAPITRE 6

## Première étape : Prêt pour la PP ! Reconnaître la période propice et savoir en profiter

*Dieu ne pouvait pas être partout à la fois, alors il créa les mères.*

— PROVERBE JUIF

La méthode «Enfant do» se résume à ceci : faire les «bons gestes» au «bon moment». Avant d'entrer dans les détails, cependant, parlons de la théorie qui sous-tend cette méthode.

Un enfant de trois ans peut apprendre à être propre, mais pas un bébé de neuf mois. Le même principe s'applique au sommeil. Tout le monde croit qu'encourager les bébés à s'endormir eux-mêmes leur cause du stress. Eh bien, ces personnes se trompent. Lorsque le moment est propice, établir de bonnes habitudes de sommeil se fait en douceur et le processus peut même s'avérer agréable. Par contre, ce qui dérange vraiment un bébé, c'est lorsqu'on le force à abandonner une vieille routine. *L'apprentissage du sommeil n'est pas pénible ; corriger de mauvaises habitudes l'est.*

Un soir, en passant devant la pouponnière de l'hôpital auquel je suis rattachée, j'ai remarqué que l'infirmière de garde était tranquillement assise, le nez dans des dossiers, pendant que 23 bébés dormaient à poings fermés dans leur petit lit. «Quelle veine ! pensai-je. Tous ces bébés endormis en même temps.» Le lendemain soir, une autre infirmière était de garde. La pouponnière était remplie et, à mon grand étonnement, la majorité des bébés dormaient paisiblement. Cela ne pouvait pas être une coïncidence.

Je me suis donc introduite dans la pouponnière sur la pointe des pieds et j'ai demandé tout bas : «Quel est votre secret ? Comment faites-vous pour endormir tous les bébés en même temps ?» L'infirmière m'a souri et a répondu : «Nous faisons simplement en sorte qu'ils se sentent comme chez eux.» Avant qu'elle n'ait pu s'expliquer, un poupon s'est manifesté dans un coin et l'infirmière m'a laissée pour aller le réconforter.

Observer les infirmières en train de pratiquer leur magie a alors commencé à faire partie de ma ronde quotidienne. Après avoir visité mes patients hospitalisés, je faisais un détour par la pouponnière et je regardais comment ces pros s'y prenaient pour emmailloter, nourrir et réconforter les bébés qui venaient tout juste de faire leur entrée dans notre monde. Ce qui ressortait le plus, c'était le calme et la confiance avec lesquels ces soignantes agissaient. Je n'ai noté chez elles aucune anxiété, impatience ou nervosité; que de l'assurance et du savoir-faire.

Il est vrai que les nouveau-nés ne peuvent pas dormir durant de longues périodes, mais on peut tirer des leçons quant à la façon dont ils s'endorment. En combinant les points forts de ce que j'avais observé chez ces infirmières, de l'expérience que j'avais acquise en tant que sage-femme et des connaissances scientifiques à la base de ma formation médicale, j'ai découvert une chose étonnante: les bébés viennent au monde avec un «bouton» qui déclenche le sommeil; en appuyant dessus, on provoque une sensation de détente profonde que j'ai baptisée «effet dodo».

Pour comprendre comment fonctionne le bouton du sommeil des bébés, songez à ce qui se produit lorsque quelqu'un provoque chez vous une réaction, comme s'il venait d'appuyer en plein sur l'un de vos «boutons».

Par exemple, si quelqu'un vole votre place de stationnement ou se glisse furtivement devant vous dans une file d'attente, cela déclenche des réactions physiques. Votre cœur bat plus fort, votre visage s'empourpre, votre voix grimpe d'une octave, vos mains deviennent moites et vous ressentez une montée d'énergie. Lorsque vous devez faire face à une situation de stress, réel ou appréhendé, votre corps libère des hormones de stress qui font partie du réflexe «bats-toi ou barre-toi[8]» et font augmenter votre état d'éveil, votre rythme cardiaque et respiratoire, votre pression sanguine et votre tension musculaire.

Maintenant, imaginez un bouton différent, celui qui aura un effet inverse sur votre organisme. Appuyez dessus et votre pouls diminue, vos épaules se détendent, votre respiration s'apaise et vous éprouvez un grand sentiment de bien-être.

Cette réaction de relaxation a été décrite par le Dr Herbert Benson, professeur à l'Université Harvard, en 1976. De même que l'on peut déclencher une réaction de stress en stimulant une zone précise du cerveau, on peut l'atténuer en stimulant d'autres zones.

Le sommeil est déclenché lorsque certaines zones du cerveau responsables de la détente sont stimulées, c'est-à-dire lorsque vous appuyez sur le bouton du sommeil de bébé. Ces techniques n'ont rien de nouveau. Durant des siècles, des parents, sages-femmes et infirmières bien informés y ont eu recours. Ce qui est nouveau, c'est la manière de les utiliser en complémentarité. Aucun des éléments de ces techniques pris isolément ne peut à lui seul activer le sommeil. Combinés correctement, ils agissent cependant en synergie et amènent bébé à faire dodo.

Tel un mot de passe, ces différentes étapes doivent donc s'enchaîner dans le bon ordre. Sinon, rien ne se produira ou alors, votre bébé n'aimera pas ce que vous faites. Si vous vous y prenez de la bonne manière, il fondra comme du beurre.

## LA MÉTHODE « ENFANT DO »

Voici d'abord les grandes lignes de la méthode « Enfant do », que j'aborderai plus en profondeur dans les prochaines pages.

1. Tirez profit de la période propice (PP). Lorsque c'est le bon moment, implanter de saines habitudes de sommeil se fait en douceur et le processus devient agréable.
2. Créez des « moments de bien-être » à l'heure du dodo. Entourer votre bébé de sensations familières constitue la pierre angulaire du déclenchement du sommeil.
3. Charmez votre bébé jusqu'à ce qu'il tombe dans un état de contentement et d'assoupissement. Votre voix, votre toucher et votre présence contribuent à apaiser le système nerveux de votre bébé et l'aident à glisser vers le sommeil.

**1^re^ étape : Profitez de la PP**

Après votre accouchement, vous avez compté maintes fois les doigts et les orteils de votre bébé et avez ressenti un immense soulagement chaque fois que vous arriviez à un total de 10. Ce qui n'est pas aussi visible, toutefois, c'est que le développement du bébé n'est pas tout à fait complété à la naissance ; son système nerveux et son cerveau sont encore en formation.

À la naissance, le poids du cerveau d'un bébé équivaut au quart du poids d'un cerveau adulte. Même s'il contient environ 100 milliards de cellules, celles-ci doivent s'interconnecter avant de pouvoir fonctionner. Ces connexions s'appellent les synapses. En trois mois, ces synapses se seront multipliées plus de 20 fois. La vitesse avec laquelle les cellules du cerveau se transmettent l'information se sera également accrue et le cerveau en pleine croissance baignera dans une substance graisseuse appelée myéline.

Dès que ces changements surviennent, votre bébé est prêt à capter les signaux provenant de son environnement, à apprendre et à conserver de l'information en mémoire. Lorsqu'un sourire illumine le visage de votre poupon de deux mois, cela signifie que ses capacités mentales se sont épanouies, que ses circuits neurologiques ont pris de la maturité et qu'il est maintenant en mesure d'apprendre et de se souvenir. Tandis que votre petite merveille commence à jouer une part plus active dans votre relation, les caractéristiques de la période propice à la mise en place de saines habitudes de sommeil commencent à apparaître.

Durant cette période cruciale, certaines expériences spécifiques ont un plus grand impact. Il s'agit d'un phénomène similaire à celui du poussin qui, fraîchement sorti de sa coquille, se mettra à suivre le premier objet mobile qu'il verra et s'y attachera aussitôt comme s'il s'agissait de sa mère. Cela s'appelle « l'empreinte » et on la définit ainsi : « Processus d'apprentissage rapide et irréversible se manifestant tôt dans l'existence. » De la même façon, lorsqu'un nouveau-né sort de son cocon et qu'il s'éveille au monde qui l'entoure, les premières habitudes de sommeil auxquelles il est exposé sont celles qui vont s'enraciner. Vous êtes maintenant entré dans la PP : le moment idéal pour guider votre bébé vers une bonne hygiène de sommeil.

## La chronologie de la PP

La plupart d'entre nous possédons déjà quelques connaissances de base sur le développement d'un bébé. Nous savons qu'il apprendra à s'asseoir avant d'apprendre à ramper, puis à marcher. En étant attentifs à ses progrès plus subtils, nous pouvons alors noter comment l'éveil du bébé au monde qui l'entoure évolue et ainsi mieux juger de la proximité de la PP. En voici la chronologie.

### 0 à 3 semaines

***On est bien loin de la PP.***

Avec ses 100 milliards de cellules qui ne sont pas encore interconnectées et son cerveau dont la taille représente seulement 25 % de celle d'un adulte, un nouveau-né :

- ne peut pas voir plus loin qu'à une distance de 30 cm ;
- détecte les mouvements et les contrastes, mais tout le reste est embrouillé ;
- reste parfois longtemps à fixer un objet ;
- pleure lorsqu'il est contrarié (mais ne communique pas avec vous ; il ne se plaint que pour lui-même).

### 3 à 6 semaines

***La PP n'est toujours pas commencée.***

Bien qu'il ne participe pas encore activement au monde qui l'entoure, votre bébé devient plus conscient de son environnement, grâce à son ouïe et à son odorat bien développés. Voici ce qui caractérise un bébé de cet âge :

- Même s'il n'a pas encore fait son premier sourire, il vous regarde dans les yeux, maîtrise les mouvements de ses bras et de ses jambes ou peut soulever sa tête.
- Il replie ses doigts et serre les poings ; il peut maintenir sa tête soulevée seulement quelques secondes.
- Il garde les yeux fermés afin de ne pas se sentir submergé.
- Ses pleurs sont plus intenses.
- Il sursaute facilement.
- Il s'agrippe à un doigt.
- Se nourrir, dormir ou pleurer occupent encore la plus grande partie de son temps.

**6 à 8 semaines**

***Début de la PP.***

La partie du cerveau qui gère les émotions est en forte croissance. La vision s'est considérablement améliorée ; votre bébé peut maintenant distinguer les couleurs et les détails, et commence à s'intéresser au monde extérieur. Un bébé de cet âge :

- vous regarde et vous sourit pour la première fois ;
- peut brièvement garder la tête soulevée ;
- reconnaît les voix de ses parents, lesquelles le calment ;
- peut maintenant sucer volontairement, la succion n'étant plus strictement un réflexe ;
- a les muscles du cou plus forts ;
- peut suivre des yeux un objet ;
- vous répond par ses gazouillis.

**8 à 16 semaines**

***Au cœur de la PP.***

Diverses parties du cerveau de votre bébé se développent à différents rythmes. Votre bébé peut entrer en interaction et commence à maîtriser ses émotions. Un bébé de cet âge :

- exprime plus clairement ce qu'il ressent par différents cris ou pleurs ;
- peut distinguer les couleurs et les détails ;
- peut contrôler ses émotions ;
- commence à babiller ;
- imite les expressions faciales ;
- s'intéresse au monde extérieur ;
- utilise le langage corporel pour exprimer ses émotions ; par exemple, il grimace ou fait la moue quand il n'est pas content ;
- s'amuse seul de 10 à 15 minutes ;
- réussit presque à se retourner seul.

**16 à 28 semaines**

***La PP tire à sa fin.***

Parvenu à l'âge de quatre mois, votre bébé a développé la vision binoculaire (c'est-à-dire que ses deux yeux peuvent faire le foyer en même temps), ce qui lui permet de percevoir les reliefs. À six mois, le bébé distingue les ombres, les dégradés, les volumes et la perspective. Il peut adopter de nouveaux comportements, mais il faut d'abord le détacher de ses vieilles habitudes. Durant cette période, le bébé :

- peut atteindre des objets ;
- s'assoit, mais avec aide tout d'abord ;
- a adopté une routine pour s'endormir qu'il n'est pas prêt à abandonner sans protester.

**9 mois et plus**

***La PP est complètement terminée (pour le moment).***

Votre bébé se perçoit comme un être à part entière, avec sa personnalité et ses points de vue propres. Avec la maturation du centre cérébral de la mémoire, l'attachement au(x) parent(s) peut se renforcer, et

| | TROP TÔT | ON SE RAPPROCHE |
|---|---|---|
| **Nature du sommeil** | Ne fait pas la différence entre le jour et la nuit. Dort environ 16 heures sur 24. | Dort et se réveille encore régulièrement le jour comme la nuit, mais commence à dormir durant de plus longues périodes la nuit. |
| **Habiletés sociales** | Se calme lorsqu'on le prend. Préfère les voix plus chantantes. Se ferme face aux stimuli indésirables. Son regard ne se focalise pas sur votre visage. | Sourit dans son sommeil, mais pas de façon interactive. Reste éveillé durant environ une heure, que ce soit le jour ou la nuit. Aime qu'on lui parle. |
| **Habiletés sensorielles** | Cesse de téter pour regarder quelque chose. Se concentre sur les objets situés entre 20 et 30 cm de lui. Aime regarder directement la lumière. Réagit aux grands bruits en grimaçant. | Est rassuré par les visages. L'expression de son visage ne révèle pas ce qu'il ressent. |
| **Habiletés motrices** | Ne peut pas mettre ses doigts dans sa bouche. Louche en regardant un objet rapproché. Sa tête retombe si elle n'est pas supportée. N'a pas de contrôle sur ses mouvements. Garde les poings fermés. | Apprend à plier les bras. A plus de tonus. |

| PRESQUE RENDU | TOUT À FAIT JUSTE | TROP TARD |
|---|---|---|
| Dort moins le jour et davantage la nuit. | Il ne confond plus le jour et la nuit. | Se redresse dans son lit et vous appelle lorsqu'il se réveille. |
| Regarde brièvement dans les yeux. | Reconnaît ses parents à distance. Se calme au son d'une voix rassurante. Aime s'amuser avec les autres. Imite les expressions faciales. Tend les bras vers vous. | Démontre de l'affection à l'endroit de ses proches. Peut manifester de la crainte en présence de personnes étrangères. Est capable de différencier les personnes qu'il connaît et les visages moins familiers. |
| Se calme lorsqu'on le prend. Scrute votre visage durant la tétée. Préfère regarder les visages et les motifs contrastés. | Scrute les visages. Regarde dans les yeux. Remarque ses mains. Suit les objets du regard. | Babille et gazouille. Communique ses états d'âme par des expressions faciales. Observe les autres visages intentionnellement. Sourit au son de votre voix. Tourne la tête en direction d'un son. |
| Pourra peut-être se mouvoir vers l'avant en pressant ses talons sur le matelas. Parvient à soulever un peu la tête lorsque couché sur le ventre. | Sa tête ne bascule pas lorsqu'on l'assoit. Soulève sa tête à moitié. Lorsqu'il est sur le ventre, il peut soulever sa tête à 45 degrés. | Saisit les petits objets avec les paumes de ses mains. Ses mains restent ouvertes ou ses poings sont légèrement fermés. Se déplace en rampant, en se tortillant ou en roulant. S'appuie sur les avant-bras lorsque couché sur le ventre. Donne des coups sur les objets suspendus. Tend les bras pour atteindre ses jouets. Peut étirer ses membres. S'amuse avec ses mains. Garde la tête soulevée lorsqu'il est immobile. |

il saisit les liens de cause à effet, ce qui complique l'heure du dodo.

Votre bébé :

- a une bonne coordination ;
- babille et utilise différents tons de voix pour exprimer ce qu'il ressent ;
- est plus indépendant ;
- pleure lorsque les personnes qu'il aime sont hors de sa vue ;
- se souvient des routines ;
- pleure lorsqu'il est mis au lit, car maman et papa vont disparaître.

Comme Boucle d'Or qui ne pouvait s'endormir tant qu'elle n'avait pas trouvé un lit « tout à fait juste », les parents doivent eux aussi reconnaître qu'il existe un moment « tout à fait juste » pour commencer l'entraînement au sommeil. Cela m'attriste profondément lorsque les parents ratent la PP, parce que je sais combien plus difficile sera cet apprentissage. Ainsi, le tableau chronologique de la page 100 vous aidera à suivre les progrès de votre enfant. Lorsque votre bébé aura atteint trois des quatre jalons de la colonne « Tout à fait juste », il sera temps de commencer.

## AU-DELÀ DES EXCUSES

Puisque les signes annonçant la PP sont si évidents, pourquoi les parents n'en profitent-ils pas tous pour faire prendre à leur enfant de bonnes habitudes de sommeil? Les raisons sont nombreuses:

- ***1re excuse:*** *J'étais trop fatigué(e).* L'épuisement total est de loin l'explication que j'entends le plus souvent. Enseigner de bonnes habitudes de sommeil à votre enfant requiert plus d'énergie que de le réconforter jusqu'à ce qu'il se rendorme.
- ***2e excuse:*** *Je craignais de réveiller les voisins ou le reste de la famille en apprenant à mon bébé à s'endormir, de peur qu'il ne pleure trop.* Il est parfois difficile de permettre à votre bébé de se montrer difficile parce que vous craignez d'embêter les autres. Cependant, lorsque vous appliquez la méthode «Enfant do», tout se déroule dans le calme et la tranquillité.
- ***3e excuse:*** *Je ne suis pas convaincu(e) que cela fonctionnera pour mon bébé.* Certains bébés sont plus exigeants que d'autres, mais tous les bébés sont capables de dormir durant de plus longues périodes lorsqu'on utilise les techniques appropriées.
- ***4e excuse:*** *Mon(ma) conjoint(e) ne peut pas supporter d'entendre le bébé pleurer.* Il se peut qu'en suivant la méthode «Enfant do» le bébé rechigne, mais il n'y aura pas nécessairement de pleurs.
- ***5e excuse:*** *Le temps passe trop vite.* «J'avais prévu m'occuper des habitudes de sommeil de mon bébé, mais quand j'étais enfin prête à m'y mettre, j'avais raté la PP.» Dans ce cas, vous pouvez quand même appliquer la méthode «Enfant do»! (Voir le chapitre 11.)

## LES QUESTIONS LES PLUS FRÉQUENTES AU SUJET DE LA PP

Vous retrouverez certainement ici de vos propres questions.

- *Y a-t-il des inconvénients à commencer l'apprentissage du sommeil aussi tôt?* Non. Si vous pouvez donner le bon cap à votre enfant dès son tout jeune âge, vous éviterez à tout le monde bien des ennuis à long terme.
- *Devrai-je m'attendre à laisser mon bébé pleurer au bout de ses larmes?* Absolument pas! Les jeunes bébés risquent de se rebiffer quelque peu, particulièrement à la fin d'une journée remplie de câlins et de baisers, mais jamais — au grand jamais — je ne conseillerai de laisser votre petit trésor pleurer toutes les larmes de son corps. Ce serait abusif et inutile.
- *Que faire si on a raté la PP?* Ne vous en faites pas. Il y a encore moyen de faire succomber votre bébé au sommeil. Cela demande simplement plus de temps et d'ingéniosité. (Voir le chapitre 11.)
- *Quels sont les signes les plus évidents qui indiquent qu'il est temps de passer à l'entraînement au sommeil?* Les sourires délibérés et les gazouillis indiquent clairement qu'on se situe en plein dans la PP.
- *Est-ce que l'apprentissage précoce du sommeil pourrait avoir une influence sur l'allaitement?* Pas le moins du monde. La beauté de cette méthode, c'est que les bébés cessent de se réveiller... sauf lorsque la faim les appelle.

*Faites-moi confiance!* De nombreux pères et mères décrètent: « Je n'ai pas l'énergie qu'il faut pour m'occuper des habitudes de sommeil de mon bébé en ce moment. » Certains de ces parents auront de la chance; leur bébé modifiera ses habitudes sans trop de complications. Toutefois, la grande majorité aura bien des regrets et se promettra: « Je ne répéterai pas les mêmes erreurs la prochaine fois. »

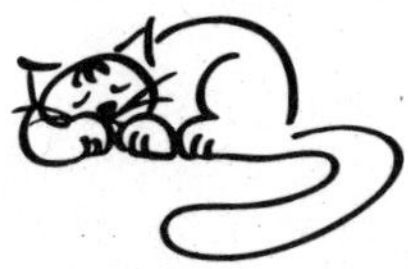

CHAPITRE 7

# Deuxième étape : Créer des routines agréables à l'heure du dodo – la mise en scène de votre succès

*Un bébé. Quelle délicieuse façon de démarrer la vie de quelqu'un !*

— Don Herold

Maintenant que nous nous trouvons en pleine période propice (PP), il faut vous préparer à apaiser votre bébé jusqu'à ce qu'il coule dans le sommeil. Chaque élément de la méthode «Enfant do» vise à déclencher une sensation de bien-être telle que votre bébé pourra se détendre, s'abandonner et s'endormir. Comme nous l'avons déjà vu, cela s'appelle la «réaction de relaxation».

Question de se rafraîchir la mémoire, rappelons simplement que vous déclenchez la réaction de relaxation en replongeant le bébé dans les conditions de sommeil qu'il a connues au cours de sa vie de fœtus. Les techniques de réconfort les plus efficaces peuvent être divisées en trois catégories:

1. Bain sonore;
2. Enveloppement;
3. Apaisement (par la succion).

L'acronyme de cette méthode populaire de réconfort fait donc: BEA! Cette idée m'est venue à la suite des commentaires recueillis auprès des parents à qui j'avais enseigné ces techniques. Constatant à quel point cela fonctionnait bien, ils s'exclamaient, «béats» de satisfaction: «Enfin, je peux dormir!» «L'heure du lit se déroule comme un charme!» «Jacob dort mieux que jamais!» «Je n'en reviens toujours pas: Maya fait ses nuits et elle n'a que dix semaines!»

Les pages suivantes seront consacrées à la description de chacun des aspects de la BEA.

## B: BAIN SONORE

*Le silence réveille celui qui dort dans un bruit incessant.*

— William Dean Howells

Des chercheurs, grâce à un hydrophone placé dans l'utérus d'une femme enceinte, ont pu constater qu'on y entendait une véritable cacophonie:

la pulsation du sang dans les veines, l'estomac qui gargouille et la voix colorée de maman. Autrement dit, le fœtus baigne durant neuf mois dans une symphonie de sons. C'est comme si on passait toute notre enfance avec un océan dans la cour arrière. Le bruit des vagues nous fait la sérénade jour et nuit. Cette musique est devenue si familière qu'on ne l'entend plus... jusqu'au jour où il faut déménager. Tout à coup, le silence devient assourdissant. On a du mal à se concentrer et à dormir. Privé de ces ondulations acoustiques, on se sent perdu.

Après neuf mois à dormir en quadriphonie, le nouveau-né souffre d'un choc sonore du même ordre, en particulier à l'heure du coucher, alors que toute la maisonnée marche sur la pointe des pieds, dans le but précis d'aider bébé à faire de beaux rêves. Plutôt que de faire d'énormes efforts pour maintenir le calme et la tranquillité dans la maison « pour que le bébé puisse dormir », offrez-lui sa dose requise de bruit, et dont il a réellement besoin. Les nourrissons ont un grand besoin de bruit jusqu'à l'âge de trois à quatre mois. Le bruit blanc est ce qu'il y a de mieux, car il apaise au lieu de stimuler, calmant les nerfs à fleur de peau du bébé. Il inonde les oreilles d'une multitude de tonalités, au point où le cerveau n'essaie plus de faire la différence entre un son et un autre et succombe à ses effets relaxants.

Vous n'avez pas besoin de vous procurer le dernier cri en matière d'appareils générateurs de bruit blanc. Voici huit « instruments » que vous possédez probablement déjà.

1. Radio (grésillement entre deux postes)
2. Télévision (grésillement sur un canal où il y a de la neige)
3. Ventilateur
4. Aspirateur
5. Tapis roulant
6. Douche
7. Séchoir à cheveux
8. Vaporisateur

**Les sept questions les plus fréquentes au sujet du bruit blanc**

1. *Quand devrais-je commencer à recourir au bruit blanc ?* Lorsque la PP commence, il est temps de créer une atmosphère qui favorise sommeil. Cela dit, la plupart des nouveau-nés dorment déjà mieux avec du bruit blanc, je vous dirais donc d'y aller dès le début.
2. *À quelle intensité devrait-on régler le son ?* Chaque bébé est différent. Certains aiment un bruit de bonne intensité, d'autres le préfèrent plus doux. Commencez par un volume très bas et augmentez-le graduellement jusqu'à ce que le bébé s'apaise. Ne vous surprenez pas d'avoir à pousser la machine à hauteur d'un concert rock. Tentez également de placer la source de bruit assez près du bébé pour qu'il puisse en ressentir les vibrations (mais assez loin pour qu'il ne soit pas en mesure de l'atteindre).
3. *Devrais-je laisser le bruit blanc toute la nuit ?* Au début, le bruit blanc devrait être émis toute la nuit. Une fois que le bébé aura appris à s'endormir et à rester endormi de lui-même, vous pourrez fermer l'appareil.
4. *Mon bébé deviendra-t-il dépendant du bruit blanc ?* Non. Les besoins des jeunes bébés diffèrent de ceux des bébés plus âgés. Les jeunes bébés sont réconfortés par le bruit blanc, alors que les autres bébés y sont indifférents.
5. *Le bruit blanc pourra-t-il régler les problèmes de sommeil de mon enfant ?* Non. Le bruit blanc permet au bébé de se ressaisir. Une fois calmé, il peut se replacer et explorer de nouveaux moyens de se rassurer de lui-même.
6. *Et si le bruit blanc ne donne pas de résultats ?* Parfois, le bruit blanc indiffère ou irrite les jeunes bébés. Arrêtez-le, tout simplement.
7. *Y a-t-il des effets indésirables ?* Pas du tout.

## E : ENVELOPPEMENT

*C'est supercalifragilistic espi decilicieu !*

— Mary Poppins

On pratique l'emmaillotage depuis des siècles. Dans les années 1700, on emmaillotait les bébés dans des bandes de tissu, car on croyait que cela contribuerait à leur donner des membres bien droits. De nos jours, nous emmaillotons les bébés pour des raisons différentes... et plus sensées. L'emmaillotage permet en effet au bébé de se sentir « comme chez lui », ce qui active sa relaxation.

Et ce n'est pas moi qui le dis ! Une étude parue dans la revue *Pediatrics*, en mai 2005, révélait que l'emmaillotage accroît l'efficacité du sommeil lent. En d'autres mots, les bébés qu'on avait enveloppés dormaient sans interruption pendant de plus longues périodes.

Ce n'est pas un hasard si les bébés ont tant de difficulté à s'endormir. Après avoir été durant neuf mois nichés au creux du ventre de leur mère, leur univers a tout à coup explosé. Désormais sorti de leur cocon bien chaud, plus rien ne peut tenir leur corps rassemblé et n'empêche leurs membres de retomber.

La bonne nouvelle, c'est qu'on peut aider un bébé à se sentir plus en sécurité dans son nouvel univers avec une surprenante facilité. Il suffit d'une couverture légère avec laquelle on l'enroule correctement. Ainsi, ses membres sont recollés à lui, son univers est contenu et il se sent en sécurité. Le « bébé fajitas » (décrit ci-dessous) est sans conteste le meilleur emmaillotage et le plus sécuritaire.

### Le bébé fajitas

Choisissez une couverture assez mince et légèrement extensible. Bien que la flanelle soit douillette, elle ne s'étire pas bien. Je préfère les tissus gaufrés qui, en s'étirant, permettent d'enserrer le corps adéquatement.

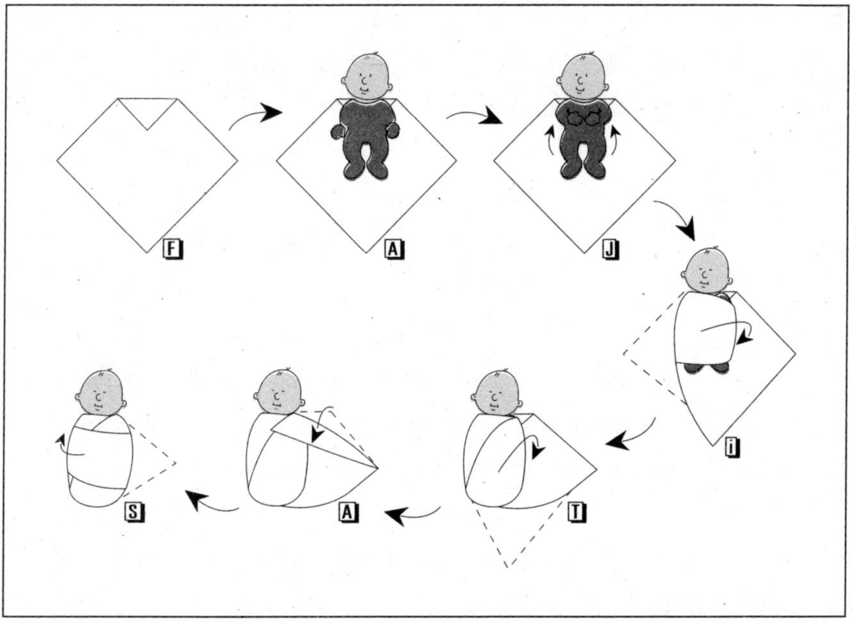


**F:** *Formez* un angle en repliant le coin supérieur au quart de la couverture carrée placée tel un losange.

**A:** *Allongez* le bébé sur la couverture en veillant à ce que ses épaules reposent sur le coin replié. Susurrez des paroles apaisantes à votre petit amour pour l'encourager à se détendre et à apprécier l'opération.

**J:** *Joignez* ses mains sur sa poitrine, en repliant les coudes, et maintenez-les en place. Cette position est plus naturelle que si les bras se trouvaient coincés le long du corps.

**I:** *Insérez* l'extrémité gauche de la couverture sous le bas du dos et le fessier de votre bébé, après l'avoir rabattue sur son corps vers la droite.

**T:** *Tout en bas,* saisissez le coin inférieur de la couverture et repliez-le sur les bras de bébé. Glissez l'excédent sous son corps.

**A:** *Angle.* Créez un angle de la largeur de votre main avec le haut du coin restant et passez-le au-dessus de l'épaule droite de votre bébé.

**S :** *Sécurisez.* Tenez bien ce dernier coin dont la hauteur vient d'être réduite, puis enroulez-le doucement autour du bébé vers la gauche, comme s'il s'agissait d'une ceinture. Fixez le tout en glissant l'excédent à l'intérieur du pli. Ce dernier pli doit être bien serré pour éviter que l'emmaillotage ne se défasse.

**Conseil**

Si vous lisez ce livre pendant votre grossesse, assurez-vous de ne pas quitter l'hôpital sans que l'on vous ait montré comment emmailloter votre bébé. Les infirmières sont les meilleures au monde dans cette discipline ! Encore des doutes ? Voici un excellent ouvrage sur l'emmaillotage : *Baby-Gami : Wrapping for Beginners,* d'Andrea Sarvady.

### L'emmaillotage en huit questions

*Devrais-je emmailloter mon bébé avant le début de la PP ?* Les infirmières du monde entier emmaillotent les bébés quelques minutes à peine après la naissance. Cela garde les nouveau-nés bien au chaud et en sécurité. Comme je l'ai mentionné au chapitre 4, vous devriez faire de même.

*Pourquoi certains experts recommandent-ils d'emmailloter les bébés les bras le long du corps ?* Comme ses bras sont déjà partiellement sortis, le bébé pourrait facilement les glisser en dehors de la couverture. Avant de penser qu'elle soulèvera un problème, essayez ma méthode et voyez si elle fonctionne. S'il s'avère que votre bébé est un artiste de l'évasion, tel un Grand Houdini capable de s'extirper du plus serré des emmaillotages, ayez alors recours à la méthode des bras le long du corps.

*Quand devrais-je cesser d'emmailloter mon bébé ?* Dans plusieurs sociétés modernes, la plupart des parents cessent l'emmaillotage à deux mois, alors que les risques du syndrome de mort subite du nourrisson (SMSN) sont les plus élevés (c'est-à-dire entre deux et quatre mois). Des études suggèrent que les bébés emmaillotés acceptent plus facilement la position «dodo sur le dos» désignée pour prévenir le SMSN. C'est la raison pour laquelle je recommande l'emmaillotage jusqu'à l'âge de trois ou quatre mois, si votre bébé s'en accommode bien.

*Tous les bébés ont-ils besoin d'être emmaillotés?* Si votre bébé n'aime pas être emmailloté, qu'il dort bien, s'endort de lui-même et fait ses nuits, dans ce cas, il n'a pas besoin d'emmaillotage.

*Que devrait porter un bébé emmailloté pour dormir?* Je conseille de n'utiliser qu'une couverture légère. Choisissez un pyjama en fonction de la température de la pièce. Habituellement, les vêtements légers sont préférables, même lorsqu'on utilise une couverture légère. Si vous prenez une couverture plus épaisse, il vaut mieux mettre au bébé un pyjama en coton léger ou même la couche seule. Pour vérifier si votre bébé a trop chaud, glissez votre main sous l'emmaillotage et touchez son ventre. S'il est tout en sueur, c'est qu'il est trop vêtu. Si ses cheveux sont mouillés, ses joues rouges ou s'il a des boutons de chaleur, il a certainement trop chaud.

*Quelle devrait être la température de la pièce?* Afin de prévenir les accès de chaleur, maintenez la température entre 18 °C (65 °F) et 22 °C (71 °F) dans la pièce.

*Que faire si la couverture se défait?* Une couverture défaite dans le lit représente un danger. Pour vous assurer que la couverture reste bien en place de façon sécuritaire, utilisez un drap d'emmaillotage extensible (ou toute autre couverture de même dimension) et enveloppez bien votre petit trésor. Voici un truc pour vérifier si l'emmaillotage est adéquat: en glissant votre main entre la couverture et la poitrine de votre bébé, vous devriez sentir que c'est serré comme lorsque vous glissez votre main dans la poche d'un jean bien ajusté. Faites un test durant la sieste; vous pourrez en même temps jeter un œil sur votre bébé emmailloté.

*Quels sont les inconvénients de l'emmaillotage ?* Il arrive que des bébés, dans une proportion négligeable, n'apprécient pas l'emmaillotage. En outre, s'il n'est pas fait adéquatement, l'emmaillotage risque de se défaire, et la couverture qui traîne alors dans le lit représente un danger.

## A : APAISEMENT (PAR LA SUCCION)

*La Nature ne fait rien en vain.*

— Aristote

Des études ont démontré qu'à partir de cinq mois, le fœtus suce son pouce et le cordon ombilical, et lèche même la paroi utérine. Plusieurs bébés viennent au monde avec des callosités aux doigts ou aux pouces, tellement ils les ont sucés. Après la naissance, les bébés ne peuvent toutefois plus sucer leurs pouces, doigts ou orteils, parce que leurs membres n'obéissent pas. Le bébé peut alors se tortiller, se rouler ou farfouiller, dans l'espoir de mettre quelque chose dans sa bouche. Les parents croient que cela signifie que leur bébé a faim, mais souvent, il veut tout simplement sucer quelque chose... n'importe quoi ! C'est à ce moment que la sucette entre en jeu.

La sucette apparaît pour la première fois dans un tableau de Vierge à l'Enfant datant du début du XVI^e siècle. Dans les années 1800, les mères fortunées donnaient à leur bébé des sucettes en argent. On en trouvait aussi en corail ou en nacre. Il existait aussi une sucette moins sophistiquée, appelée « dent de sucre », qu'on confectionnait en enveloppant un carré de sucre dans un bout de tissu qu'on faisait tremper. Au début du XX^e siècle, les magasins Sears et Roebuck proposaient à leurs clients une sucette ressemblant à celles que nous connaissons de nos jours. Ces dernières années, la sucette est même devenue un accessoire mode pour les adolescents.

Qu'on les appelle « sucette », « suce » ou « totoche », les sucettes font partie du décor depuis plus d'un siècle, simplement parce qu'elles font du bien aux bébés. Des études ont démontré que l'action de sucer stimule la sécrétion d'hormones dans le cerveau qui réduisent le stress, les battements cardiaques, la pression sanguine et la douleur.

Quoi qu'il en soit, je crois que la sucette est à la fois un don du Ciel et une parfaite nuisance. Bien qu'elle soit un remarquable accessoire pour calmer un bébé, se lever en pleine nuit pour la lui redonner chaque fois qu'il la laisse tomber est pour le moins contrariant.

J'ai suivi la méthode « Enfant do » en tous points, à une exception près : je ne retirais pas à Daphnée sa sucette lorsqu'elle s'endormait. Combien de fois l'ai-je regretté, quand elle se réveillait après l'avoir laissée tomber ?

*— Laure, 25 ans, mère de deux enfants*

La sécurité passe avant les inconvénients (rappelez-vous l'étude précédemment mentionnée qui suggère que la sucette peut réduire les risques de mort subite du nourrisson), ce qui fait qu'au début, la sucette devrait être utilisée pour la sieste et la nuit. Par contre, après trois mois, au lieu de vous lever au petit matin pour un bout de caoutchouc, laissez votre bébé profiter de son pouce. Il dormira mieux et vous aussi.

Si votre bébé refuse la sucette, ne le forcez pas. Voici tout de même une astuce qui pourrait aider le nourrisson à changer d'idée : la prochaine fois qu'il sera contrarié, lavez-vous les mains et offrez-lui votre petit doigt à sucer. Introduisez votre auriculaire dans sa bouche, paume vers le haut. Chatouillez la partie supérieure de son palais du bout du doigt. La plupart des bébés adorent les bouts de doigts autant que les sucettes et font preuve d'un grand enthousiasme lorsqu'on les leur propose. Une fois que votre bébé goûte pleinement à votre doigt, retirez-le doucement et remplacez-le par la sucette.

Pour un maximum de bienfaits et un minimum d'ennuis avec la sucette :

*Commencez à offrir la sucette lorsque l'allaitement au sein est bien établi.* Parfois, le bébé refusera le sein après avoir goûté à la sucette en caoutchouc. C'est ce qu'on appelle communément « la confusion sein-sucette ». Je soupçonne cependant qu'il n'y a pas là de confusion, qu'en réalité certains bébés préfèrent tout simplement la sucette. Afin d'éviter les problèmes, il vaudrait mieux offrir la sucette ou le biberon seulement lorsque le bébé s'est bien habitué à l'allaitement au sein. (À mon avis, cela correspond au moment où l'on observe une prise constante de poids chez le bébé. En général, je conseille aux parents d'attendre un minimum de deux semaines avant de commencer à offrir la sucette.)

*Choisissez la sucette appropriée.* Les parents me demandent souvent quelle est la meilleure sucette. La sucette parfaite n'existe pas. Certains bébés préféreront une sucette plus courte, d'autres aimeront bien les sucettes rondes. La meilleure sera donc celle que préférera votre bébé.

*Choisissez une sucette en silicone transparente.* Les sucettes en caoutchouc beige ont tendance à se détériorer à la longue.

*Soyez attentif aux signes émis par votre bébé.* La sucette est là pour rassurer et non pour faire taire le bébé. Si votre bébé recrache sa « totoche », cela signifie qu'il n'en veut pas. S'il vous plaît, ne la lui remettez pas continuellement dans la bouche.

*Attendez-vous à certains problèmes dentaires.* L'usage prolongé ou excessif de la sucette peut avoir des effets néfastes sur les dents, les gencives et autres éléments de la dentition. Par exemple, la malocclusion, ou le mauvais alignement des dents, est fréquente chez les grands amateurs de sucette.

*Ne nettoyez pas une sucette en la passant dans votre bouche.* Votre salive peut facilement répandre des germes. Si la sucette tombe par terre, rincez-la à l'eau courante.

*N'attachez pas la sucette aux vêtements.* Le bébé pourrait s'étouffer ou s'étrangler. De plus, les rubans peuvent s'enrouler autour de leurs petits doigts et bloquer la circulation sanguine.

*Ne trempez pas la sucette dans quelque chose de sucré afin de l'inciter à la prendre.* Le miel et le sirop de maïs, en particulier, représentent d'importants risques pour le bébé, parce qu'ils peuvent contenir des spores de la bactérie *Clostridium botulinum.* Chez les nourrissons de moins de 12 mois, les spores peuvent répandre une toxine causant le botulisme, une maladie potentiellement mortelle. Notez que les édulcorants aussi peuvent causer des caries.

*Ne vous inquiétez pas pour les infections aux oreilles.* Même si certains indices laissent croire que la sucette augmente les risques d'infection aux oreilles (la théorie étant que la succion vigoureuse pourrait perturber la pression dans l'oreille moyenne des bébés plus âgés), le jury délibère encore sur cette question.

## AUTRES MOYENS D'APPUYER SUR LE BOUTON DU SOMMEIL DE BÉBÉ

Outre l'approche BEA, il existe d'autres moyens qui permettent de préparer votre bébé à s'endormir de lui-même.

*Au lit à temps.* Mettre votre bébé au lit quand il est fatigué peut paraître une évidence, mais ce ne sont pas tous les bébés qui se frottent les yeux et bâillent pour signaler leur besoin de sommeil. Avec certains bébés, il faut être attentif à des signes plus subtils. Voici comment décoder le comportement de votre bébé et déterminer s'il est disposé ou non à dormir.

| BIEN REPOSÉ | FATIGUÉ |
|---|---|
| De bonne humeur, sourit facilement. | D'humeur changeante, difficile à satisfaire. |
| Se nourrit bien. | Rechigne durant le boire. |
| Bonne coordination, cohésion des gestes. | Gestes désordonnés, engourdis ; la tête est plus molle que d'habitude. |
| Humeur égale. | Distrait, maussade, facilement agacé. |
| Réclame peu d'attention. | Réclame beaucoup d'attention. |
| S'amuse avec entrain, s'intéresse à ce qui se passe autour de lui, reste concentré. | Se frotte les oreilles et les yeux, se tire les cheveux, cambre le dos, suce vigoureusement ses doigts ou sa sucette. |

*Soyez constants.* Des chercheurs de l'Université du Maine ont découvert que la constance quant au lieu où le bébé dort est plus importante que le lieu lui-même. Jouer au « lit musical » (c'est-à-dire déplacer un bébé après qu'il s'est endormi) contribue aux problèmes de sommeil de façon considérable. Il va sans dire que les choix, pour dormir, sont nombreux pour vous et votre bébé.

*Choisissez le bon endroit pour le dodo.* Comme c'est le cas dans le domaine de l'immobilier, l'emplacement est ce qu'il y a de plus important et il aura une énorme influence sur la qualité du sommeil de votre bébé. Plusieurs parents gardent le berceau tout près de leur lit. Au début, cela se passe bien puisque, comme nous l'avons vu, les nouveau-nés font de leur mieux pour se couper du monde. Cependant, lorsque la PP commence, l'emplacement devient important.

---

J'ai décidé de placer le lit d'enfant dans la chambre de bébé parce que mon mari n'est pas bien et je ne voulais pas que Xavier le réveille. Cela se passe beaucoup mieux que je ne l'aurais imaginé. Lorsque Xavier commence à bouger, je le rassure en chuchotant et il se rendort aussitôt. Je crois que cela m'a permis de prendre davantage de sommeil que j'en aurais eu autrement.

*– Annie, 38 ans, mère de Xavier, quatre mois*

**Où est-il préférable de faire dormir votre bébé ?**

*Dans sa propre chambre.* Cette option a pour avantage de vous éviter une deuxième étape d'apprentissage, lorsque le temps sera venu d'entraîner votre bébé à s'endormir de lui-même dans son lit d'enfant. De plus, il en viendra à associer sa chambre à l'heure du dodo ; cela est utile pour la transition entre le berceau et le lit, prévenant ainsi d'autres problèmes de sommeil, au bout du compte. Le désavantage, c'est que vous ne pourrez pas le blottir contre vous pour dormir.

*Dans votre chambre.* Des études récentes suggèrent que les risques de syndrome de mort subite du nourrisson (SMSN) sont réduits si l'on dort dans la même pièce que l'enfant durant ses six premiers mois. Ce n'est pas la même chose que le partage du lit familial, puisque vous et le bébé dormez séparément. Ainsi, vous avez l'avantage de dormir à proximité, sans pour autant exposer votre bébé aux risques du cododo.

## Mise en garde

Les liens entre vous et votre bébé sont si forts que chacun est généralement conscient du moindre mouvement de l'autre durant la nuit. Mais ne vous en faites pas. Vous pouvez contourner le problème en utilisant des bruits de fond pour couvrir les différents sons émis durant le sommeil.

Parce que notre maison était petite et que nous n'avions pas d'autre choix, Juliette a dormi dans son lit que nous avions installé dans notre chambre, et ce, durant six mois. Chaque fois qu'elle émettait un son, je l'aidais à se rendormir en chuchotant quelques mots, mais sans la prendre. Maintenant qu'elle dort sans sa chambre, je ne peux plus entendre les tout petits sons qu'elle émet durant la nuit et on dirait qu'elle dort durant de plus longues périodes ininterrompues.

*– Lucie, 39 ans, mère de Juliette, 11 mois*

Il existe également d'autres façons de faire tout aussi valables, en matière de dodo.

*Le* side-bed *traditionnel.* Si vous voulez garder votre bébé à portée de la main sans avoir à partager votre lit, ces petits lits que l'on peut fixer à celui des parents constituent une excellente solution de rechange[9].

Selon les dernières recommandations officielles de l'Académie américaine de pédiatrie, faire dormir le bébé à proximité, mais séparément, est préférable. Non seulement le *side-bed* est-il un choix sécuritaire, mais il convient aussi parfaitement bien à la méthode «Enfant do». Vous pouvez ainsi doucement faire «chhhut!» sans même devoir vous lever. Seul mauvais côté de cette option (bien peu de chose comparativement aux avantages), cela suppose l'acquisition d'un autre meuble pour bébé, lequel requiert de l'espace supplémentaire. Cet accessoire n'est pas bon marché et ne peut pas être converti en lit d'enfant le jour où vous êtes prêts à faire dormir bébé dans sa propre chambre. Par ailleurs, ces lits n'ont pas encore été évalués par la Consumer Product Safety Commission[10].

J'étais inquiète à l'idée de laisser Mathis dormir dans sa propre chambre. En même temps, j'étais tout aussi inquiète quant à l'éventualité de le faire dormir avec moi. Le *side-bed* fixé à notre lit m'a permis d'avoir l'esprit en paix.

*– Natasha, 20 ans, mère de Mathis, trois mois*

*Le nouveau* side-bed. Je préfère cette dernière version du *side-bed*. Plutôt que de faire dormir votre bébé tout près, dans votre chambre, vous emménagez dans la sienne. Installez un petit lit ou un lit pliant près du lit d'enfant et goûtez au doux bonheur de pouvoir dormir à proximité de votre bébé. En apprivoisant son nouveau lit, tout en vous ayant tout près de lui pour dormir, il aura le meilleur des deux mondes. Plus tard, il sera plus facile pour vous de changer de chambre que pour lui.

Lorsque Clara a eu deux mois, je l'ai installée dans sa propre chambre. Ses frères jumeaux, aujourd'hui âgés de cinq ans, dormaient dans leur chambre à cet âge. Je n'ai jamais eu de problème avec eux et je ne voulais pas en avoir non plus avec Clara.

*– Natasha, 30 ans, mère de Clara, quatre mois*

*Dans votre lit.* Je ne vais pas discuter des mérites du « cododo ». Je sais que de nombreux parents soucieux de la sécurité de leur enfant ne peuvent pas résister au côté pratique de cette façon de faire et au confort qu'elle procure, alors que d'autres parents la choisissent pour des raisons de philosophie d'éducation. Quelles que soient vos croyances, si vous décidez de partager le lit avec votre bébé, je vous en prie, respectez les consignes de sécurité suivantes.

- Les jeunes bébés devraient dormir sur le dos, même lorsqu'ils partagent le lit de leurs parents.
- Ne partagez pas votre lit avec votre bébé si vous prenez des médicaments qui rendent somnolent ou si vous avez bu de l'alcool. Plus votre état de conscience est diminué, plus les risques d'écraser accidentellement votre bébé augmentent. Couchez alors votre bébé dans un berceau.
- Ne placez pas votre bébé (ni son lit, cela va de soi) à proximité de rideaux ou de stores au bout desquels pendent des cordons.
- Ne laissez jamais un bébé dormir sur un siège de style « sac de fèves » ou un lit d'eau, parce que le risque de suffocation augmente sur les surfaces molles.
- Évitez les édredons et les oreillers superflus qui peuvent provoquer la suffocation. (Évidemment, cela vaut pour le lit d'enfant aussi.)
- Assurez-vous qu'il n'y a pas d'espace entre le mur ou la tête de lit et le matelas ; il est arrivé que des bébés se retrouvent coincés dans ces interstices au point de suffoquer.
- Ne faites pas dormir votre bébé avec d'autres enfants, frères et sœurs, ou des animaux de compagnie.

Samuel est mon cinquième enfant et, comme ce fut le cas pour mes quatre autres bébés, il dort à mes côtés dans mon lit. Je ne suis pas une fanatique ; je dors avec mes enfants parce que c'est pratique et que j'ai besoin d'un maximum de sommeil.

*— Suzanne, 40 ans, mère de Samuel, quatre semaines*

**Le sommeil partagé, ailleurs dans le monde**

Même si de nombreux parents prétendent que le sommeil partagé est une pratique largement répandue dans le monde, ce n'est pas tout à fait exact. En y regardant de plus près, on constate que dans plusieurs cultures, les bébés dorment à proximité de leurs parents, mais séparément. Au Japon, par exemple, les bébés dorment à côté de leur mère, sur un futon à part.

*Dans le siège d'auto, la poussette ou la balançoire.* J'ai connu une maman dont le fils de trois mois, Jérémie, dormait bien la nuit dans son lit d'enfant, mais pas pour la sieste : il fallait l'installer dans son siège d'auto que l'on plaçait dans la cuisine. Ainsi niché, il pouvait alors dormir durant des heures, alors que dans son lit, ses siestes étaient très courtes. J'ai donc suggéré que l'on analyse ensemble ce que Jérémie aimait du siège d'auto. Je le soupçonnais de mieux y dormir parce qu'il s'y sentait plus enveloppé et parce que la cuisine était plus bruyante, avec de la musique en bruit de fond et ses frères et sœurs faisant du tapage tout près. Afin de recréer les mêmes conditions dans la chambre, j'ai conseillé à la maman d'emmailloter Jérémie, de laisser la pièce bien éclairée, d'y faire entendre un bruit blanc assez fort, et de ne plus demander aux autres enfants de rester tranquilles. Presque aussitôt, Jérémie avait commencé à profiter de siestes d'une à deux heures dans son lit.

Jusqu'à ce que j'apprenne à maintenir un niveau sonore élevé dans la maison, ma fille de trois mois, Aïcha, ne faisait que de courtes siestes. Maintenant, elle dort paisiblement pendant plus d'une heure, grâce au CD de bruit blanc qui joue près d'elle.

*– Hanna, 19 ans, mère d'Aïcha, trois mois*

## D'AUTRES CONSEILS POUR DES DODOS AGRÉABLES

Plus votre bébé se sentira à son aise, plus il tombera rapidement dans les bras de Morphée.

*Massez votre bébé.* Une étude récente effectuée à Montréal a démontré que plus les jeunes bébés sont touchés, moins ils pleurent. Essayez donc les massages en douceur afin de mettre votre bébé en état de détente à l'heure du lit. Vous pourrez en lire plus sur le sujet au chapitre 8.

*Offrez-lui un doudou.* Vous vous souvenez à quel point Linus[11] adorait sa couverture et son pouce ? Eh bien, plus de 60 % des enfants ressentent la même chose à l'égard de leur propre « doudou » dès l'âge d'un an (parfois plus tôt). Contrairement à la croyance populaire, l'attachement à un objet sécurisant ne traduit pas un manque de confiance. En réalité, ces merveilleux « compagnons » favorisent l'autonomie et permettent de réduire le stress de la séparation vécue au coucher. Ce genre d'attachement apparaît dès l'âge de six mois (voire plus tôt) et le lien continue de se renforcer avec le temps.

Autrefois, il était recommandé de laisser une petite couverture ou un animal en peluche dans le lit afin d'encourager ce lien. Toutefois, en raison des normes de sécurité relatives aux lits d'enfant, il vaut mieux que le bébé s'attache à son doudou en dehors du lit, et ce, jusqu'à ce qu'il soit capable de se retourner des deux côtés avec facilité.

Lorsque le bébé se retourne de lui-même (ce qui survient généralement vers les sept mois), on peut alors lui donner une couverture. Pour lui laisser celle-ci de façon sécuritaire, adoptez la méthode des «pieds au pied». Installez le bébé dans le berceau de façon que ses pieds soient près du pied du lit. Choisissez une couverture légère et rentrez bien ses extrémités sur les côtés et au pied du matelas. Bordez le bébé, mais pas plus haut que la poitrine.

Si vous emmaillotez le bébé, la couverture dont vous vous servez pourra devenir plus tard son doudou. Autrement dit, la couverture d'emmaillotage prendra à la longue la fonction de couverture sécurisante.

*Assurez-vous que votre bébé est bien nourri.* Un bébé dort mieux l'estomac plein. Privilégiez des boires décontractés et complets pendant le jour ; votre bébé dormira mieux la nuit.

---

Ma fille de 11 mois, Jasmine, fait des nuits de 13 heures et des siestes de trois heures chaque jour. J'ai bien l'impression que son appétit vorace durant la journée l'aide à dormir sans que j'aie besoin de l'allaiter durant la nuit.

*– Marie-Claude, 31 ans, mère de Jasmine, 11 mois*

---

*Créez des rituels à l'heure du coucher.* Conservez tous les soirs la même routine : un bain chaud, un massage rempli de tendresse, un boire paisible. Emmaillotez bébé, offrez-lui la sucette, mettez un bruit blanc, souhaitez-lui une bonne nuit et déposez-le dans son lit.

*Durant la journée, aidez-le à perfectionner ses outils d'autoréconfort.* Encouragez l'autoréconfort tout au long de la journée ; il est plus facile pour votre bébé de développer de nouvelles habiletés quand il est au sommet de sa forme.

*Manipulez-le délicatement.* Veillez à ne pas perturber les détecteurs d'équilibre de votre bébé en évitant de le faire basculer lorsque vous le déposez. Les bébés naissent avec un réflexe de défense connu sous le nom de «réflexe de Moro». Si vous le faites basculer la tête vers le bas, lorsque vous le couchez, vous risquez de déclencher ce réflexe de défense. Il écartera subitement les bras et aura peur, ce qui, vous l'imaginez bien, n'est pas tout à fait propice au sommeil. Déposez-le donc dans le lit sans faire basculer sa tête en arrière, mais plutôt comme s'il flottait doucement vers le bas, la tête et les pieds alignés. Bien que le réflexe de Moro disparaisse vers l'âge de trois à quatre mois, je soupçonne qu'atterrir tête première dans un lit est pour le moins déstabilisant... à tout âge.

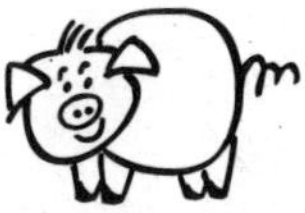

# CHAPITRE 8

## Troisième étape : Charmez votre bébé jusqu'à le plonger dans un sommeil ravi

*Nul charme ne rivalise avec la tendresse du cœur.*

— Jane Austen

Au cours de cette dernière étape, vous apprendrez comment charmer votre bébé jusqu'à le mener au sommeil. Il n'y a rien de plus simple, quand vous tirez parti de la période propice (PP).

## BERCEUSES ET HURLEMENTS

À l'époque de mon entraînement de sage-femme, nous n'avions aucun médicament à offrir aux parturientes pendant l'accouchement. Lorsque l'intensité des contractions les affolait, nous leur parlions pour les aider à surmonter la douleur. À une certaine étape de mon apprentissage, j'ai travaillé à El Paso, au Texas. Les mères qui se présentaient à notre clinique de sages-femmes ne parlaient que l'espagnol. Cela m'inquiétait : comment pourrai-je les accompagner durant leur accouchement si je ne parle pas leur langue ? C'est là que j'ai découvert que ce qui réconfortait les femmes en train d'accoucher n'était pas tant ce qu'on leur disait que la *façon* dont on le disait. Tel un disc jockey accompli, j'ai appris à utiliser ma voix pour captiver et maintenir l'attention de mon « public ».

Vous pouvez faire de même avec votre bébé, et ce, avant même la naissance. En fait, des chercheurs ont découvert que pendant la grossesse, le rythme cardiaque du fœtus ralentit lorsque la maman parle, ce qui suggère qu'au son de la voix de sa mère, le bébé se calme. Immédiatement après la naissance, le bébé se tourne vers la voix de celle qui l'a mis au monde, comme s'il se demandait : « Est-ce que c'est toi, maman ? »

Votre voix a un puissant pouvoir d'apaisement sur votre bébé et peut générer chez lui une sensation de bien-être en déclenchant efficacement une réaction de détente. La raison pour laquelle, par votre voix seule, vous êtes capable d'apaiser votre bébé pourrait très bien être celée dans la mémoire génétique. Un article publié dans la revue *Scientific American* suggère qu'à l'âge de la pierre, les mères déposaient leur bébé près d'elles sur le sol et, tout en cherchant de la nourriture, elles bavardaient sans arrêt pour qu'il reste tranquille, car les pleurs ou le babil du bébé auraient pu signaler leur présence à leurs ennemis. Même si les parents de l'ère moderne n'ont pas à craindre les sangliers sauvages, les avantages que leur confère leur voix pour charmer les bébés n'en demeurent pas moins considérables.

Voici comment envelopper votre bébé de vos paroles pour qu'il se sente en sécurité, calme et serein, et qu'il succombe au sommeil.

*Captez l'attention de votre bébé.* S'il rechigne, chuchotez à son oreille et il se calmera au son de votre voix. S'il crie, d'un ton de voix plus élevé et enjoué, parlez vite. Dès qu'il se calme, prenez un ton plus calme aussi. Une fois que vous avez capté son attention, assoyez-vous près du lit et chuchotez dans le creux de son oreille : « Voilà, mon cœur. C'est l'heure du dodo. Maman va rester tout près de toi jusqu'à ce que tu t'endormes. » Si votre bébé rechigne encore, parlez, parlez et parlez encore...

*Faites l'essai de différents tempos.* Certains bébés aiment qu'on leur parle lentement, alors que d'autres préfèrent un débit plus rapide.

*Parlez comme une chanteuse country :* « Il est teeeellement tard, mon chéri. Vraiment tard, mon chéri. Tu dois être teeeeellement fatigué. Tellement, mon chéri, que tu dois être prêt à t'endormir. »

*Utilisez la répétition.* « Maman t'aime. Papa t'aime. Mathieu t'aime. Le chien Arthur t'aime. Cadeau t'aime. Zébulon t'aime... »

*Émettez des sons apaisants, en particulier lorsque les paupières de votre bébé deviennent lourdes.* « Chhhh... Chhhh... »

Vous pouvez enregistrer votre voix et faire jouer la cassette lorsque vous avez besoin d'un répit. Montez le volume un peu plus haut que le volume normal de votre voix et placez l'appareil près du lit.

J'étais déterminée à ne pas laisser pleurer mes jumeaux de trois mois au bout de leurs larmes, même si tout le monde m'avait dit que je n'aurais pas le choix. J'avais entendu Dr Cathryn dire que l'on pouvait charmer un bébé jusqu'à ce qu'il s'endorme. De prime abord, j'étais réticente à essayer cette technique, craignant de réveiller le bébé qui se serait endormi le premier. Mais dès le début, ç'a fonctionné plus facilement et plus rapidement que je ne me l'étais imaginé. Pour commencer, je couche les garçons séparément, chacun dans son lit, mais dans la même chambre. Puis, je m'assois entre les lits et je fais la lecture d'un roman à voix haute (j'adore lire et jusqu'à ce moment, lire me manquait terriblement). Si l'un des garçons s'endort avant l'autre, j'approche ma chaise de celui qui est encore éveillé et je lui chuchote des mots doux à l'oreille. Cinq fois sur six, ils tombent endormis l'un après l'autre, à quelques minutes d'intervalle. Non seulement ai-je été capable de faire dormir les garçons sans effusion de larmes, mais j'ai également pu me remettre à la lecture. C'est ce qui s'appelle faire d'une pierre deux coups !

*– Corine, 29 ans, mère de Maxime et Lucas, trois mois*

Vous pouvez également essayer de chanter doucement une berceuse. En anglais, le mot *berceuse* se traduit par *lullaby*, soit la contraction de *lull*, qui signifie bercer ou calmer, et *bye*, comme dans « bye-bye », « au revoir ». Traditionnellement, une berceuse est une chanson apaisante destinée à aider les bébés à s'endormir. Or même si ces chansons sont relaxantes, elles ne fonctionnent habituellement pas, à moins que votre bébé soit déjà à moitié endormi.

## Amener les bébés à s'endormir

Voici quelques techniques auxquelles les parents avec qui j'ai travaillé ont recouru pour « charmer » leur bébé jusqu'au sommeil.

- ★ Après avoir mis au lit Benjamin, son fils de quatre mois, Jean-Pierre s'asseyait près du lit et lui disait de mille et une façons combien il l'aimait : « Papa t'aime aussi grand que le ciel, le tour de la terre et encore une fois la même distance. Papa t'aime plus que tout ce qu'il y a d'étoiles dans le firmament. Tu sais combien papa t'aime ? Encore plus que tout ce qu'il y a de petites créatures sur la planète. »
- ★ Claudine endormait sa fille de trois mois, Daphnée, en lui parlant très lentement : « B-o-n-n-e-e n-u-i-t-t m-a-a p-e-t-i-t-e p-r-i-n-c-e-s-s-e. Ma-m-m-an est ju-u-u-s-s-te i-c-i-i-i à-à-à tes cô-ô-té-és. »
- ★ Émilie, la fillette de deux mois de Claire et Daniel, restait tranquille lorsqu'ils lui disaient de courtes phrases d'une voix monocorde : « Bonne nuit, mon cœur. Sais-tu ce que j'aime ? Maman aime ton sourire. Maman aime tes cheveux bouclés. Maman aime tes petites oreilles. Papa aime ta jolie bouche. Papa aime tes orteils tout mignons... »
- ★ Marianne, âgée de six semaines, se sentait bien quand sa mère lui lisait un conte. Essayez des histoires qui recourent à la répétition, comme le grand classique anglais *Goodnight Moon*.
- ★ Virginie a bien tenté d'endormir son fils de trois mois, Nicolas, en lui murmurant des paroles tout en douceur lorsqu'il refusait de faire la sieste. Pourtant, sa voix douce semblait l'irriter encore plus. Ses gémissements allant en s'ampli-

fiant, Virginie a compris que, même si ce n'était pas dans sa nature, elle devait parler haut et fort. Étonnamment, dès qu'elle haussait le ton, Nicolas baissait le sien.

## ARRÊTEZ, REGARDEZ ET ÉCOUTEZ, QUAND BÉBÉ PLEURE

Je ne peux vous garantir que l'apprentissage du sommeil se fera sans larmes, mais avant de vous affoler, vous aurez besoin de savoir ce que les pleurs signifient exactement. Trop souvent, quand un jeune bébé pleure, les parents agissent d'abord et réfléchissent ensuite. Ils vont cueillir le bébé dans son berceau, passent en revue une liste de problèmes et se demandent : « Est-il fatigué, mouillé, a-t-il faim ou se sent-il seul ? » Quand rien ne semble fonctionner, la confusion et la frustration s'installent.

Vous devriez plutôt revenir quelques années en arrière et vous rappeler la période de votre enfance où l'on vous a appris à vous arrêter, regarder et tendre l'oreille avant de traverser la rue. Cette tactique visait à apprendre à l'enfant à être moins impulsif, plus attentif et à évaluer une situation avant de s'y aventurer. Avant de se rendre auprès d'un bébé en pleurs, on tirera d'une telle stratégie les mêmes avantages.

Si vous parvenez à être attentif aux pleurs plutôt qu'à y réagir, vous serez davantage en mesure de répondre aux besoins de votre bébé. Le processus, « arrêter, regarder et écouter », ne devrait pas prendre plus que quelques secondes. Bien sûr, il y a de bonnes chances que votre bébé se calme plus rapidement si vous intervenez tout de suite, mais le réconforter ne devrait pas constituer votre unique objectif. Votre principal but est de l'inciter à s'apaiser et à se rendormir de lui-même.

*Arrêtez.* Marquez une pause et prenez un moment pour tenter de décrypter le message qu'envoie votre bébé.

*Regardez.* Aiguisez votre sens de l'observation en prenant note du langage corporel et des expressions faciales de votre bébé. Ses poings sont-ils fermés ou ses mains sont-elles ouvertes ? Ses jambes sont-elles détendues en « position grenouille » ou donne-t-il des coups de pied ? Son dos est-il arqué ou droit ? Regardez maintenant son visage. De quelle couleur sont ses joues ? Quelle impression générale retirez-vous en le regardant ? A-t-il les yeux bien fermés ou regarde-t-il autour de lui ? Évite-t-il votre regard ? Semble-t-il chercher le sein ? Poings serrés, visage cramoisi, dos cambré et coups de pied signifient : « J'ai besoin de vous, les amis ! » Par contre, un bébé qui se lamente en suçant ses orteils mérite qu'on lui laisse la chance de se calmer par lui-même.

*Écoutez.* Au début de la PP, le « vocabulaire » de votre bébé se limite à trois mots : « Waa », « Waaa » et « Waa-aaa-aaaa ». Votre bébé pleurniche s'il est légèrement contrarié, crie lorsqu'il est en colère et hurle quand il est complètement dépassé. Les hurlements signalent un pic au thermomètre des émotions et requièrent votre intervention. Autrement, la plupart des pleurs se ressemblent ; seule leur intensité varie. À partir de trois mois environ, le vocabulaire de votre bébé s'enrichit et il devient plus aisé de le comprendre.

**Conseil**

Ne vous attendez pas à être capable de décrypter les messages de votre bébé dès le début. Apprendre un nouveau langage prend un certain temps.

Cela dit, si votre bébé est vraiment dans tous ses états pendant que vous tentez de le charmer et qu'il ne se calme tout simplement pas, il convient de faire une pause. Il ne s'agit pas alors de lui imposer une technique disciplinaire d'isolement, car selon la méthode « Enfant do », les pauses sont conçues pour être régénératrices. Prenez votre bébé et réconfortez-le. Nourrissez-le, promenez-vous en le tenant dans vos bras, bercez-le aussi longtemps qu'il en a besoin, pourvu qu'il retourne au lit encore éveillé.

Vous pouvez aussi essayer d'apaiser votre bébé en le touchant. Caressez sa tête, tapotez son ventre ou tenez-lui la main. Ne caressez pas ses joues, par contre, car vous risquez de déclencher sans le vouloir le réflexe de recherche du mamelon et il s'attendra à ce que vous lui donniez à boire.

Parmi les autres moyens, vous souvenez-vous également du PReT, « Parler, Regarder et Tenir », dont nous avons déjà discuté au sujet des nourrissons ?

- *Parlez* à votre bébé sur un ton dégagé.
- *Regardez-le* directement dans les yeux, afin d'attirer son attention sur vous.
- *Tenez* votre bébé en le plaçant d'abord sur le dos et en glissant votre main derrière sa tête. Prenez-le en supportant son corps avec votre avant-bras. Soutenez doucement sa tête dans le creux de votre main dans un angle de 45 degrés, de façon à le regarder droit dans les yeux. Cela devrait aider votre bébé à se calmer et vous pourrez ensuite commencer à le charmer pour l'endormir.

La fatigue se fait sentir de votre côté ? Appelez des renforts. Les frères et sœurs du bébé peuvent faire de très bons charmeurs, eux aussi ! Les enfants font preuve d'un talent étonnant pour endormir les bébés (et ils en sont si fiers lorsqu'ils réussissent !). Si un frère ou une sœur plus âgé(e) offre de prendre la relève, invitez-le(la) à s'asseoir avec vous à quelques reprises afin de bien assimiler les principes de base. Ne vous attendez pas à ce que les enfants aient un intérêt soutenu pour ce genre de tâche pendant très longtemps, mais n'oubliez pas de leur faire savoir combien vous appréciez leur aide, lorsqu'ils vous l'offrent.

Enrôlez papa, également. Comme des petits chiens de Pavlov, les bébés apprennent à associer maman et le lait. Ce réflexe conditionné n'aide pas les bébés à s'endormir quand maman est dans les parages, parce que tout ce à quoi ils pensent alors, c'est : du lait ! du lait ! du lait ! La solution : laissez papa charmer bébé jusqu'au sommeil et l'ensemble du processus s'en trouvera facilité pour tout le monde.

## LES QUESTIONS LES PLUS COURANTES QUAND VIENT LE TEMPS DE CHARMER VOTRE BÉBÉ

Que se passe-t-il si mon bébé pleure et que ma voix ne suffit pas à l'apaiser ?

Apprendre à s'endormir est un processus et, comme dans tout processus, il y a des hauts et des bas. Si votre bébé est pris d'une crise de larmes, prenez-le et rassurez-le, mais une fois qu'il s'est calmé, remettez-le au lit et essayez de nouveau. Le temps passé hors du lit devrait être réduit au strict minimum. Cependant, on peut consacrer un peu plus de temps à l'apprentissage des habiletés nécessaires pour déclencher le sommeil. Plus le bébé passe du temps au lit à développer sa capacité à l'autoréconfort, plus il sera rapidement capable d'accueillir le sommeil et de s'endormir de lui-même.

### *Dois-je vraiment parler sans arrêt ?*

Oui et non. Si votre bébé est tranquille, il vaut mieux que vous soyez calme aussi. Mais s'il pleurniche, captez son attention et utilisez votre voix pour l'apaiser.

***Puis-je chanter ?***

Bien que le chant soit apaisant, il peut également être trop stimulant. Cela n'est pas l'idéal si votre but consiste à l'aider à s'endormir, mais chanter peut s'avérer efficace si vous tentez d'attirer son attention.

***Quand puis-je cesser de parler ?***

Quand le bébé aura développé ses propres capacités d'autoréconfort, il n'aura plus besoin autant de papa ou de maman. Pour la plupart des bébés, il faut sept jours ou moins pour devenir capables de s'endormir par eux-mêmes, pourvu que vous ayez commencé l'entraînement au sommeil pendant la PP.

***Dois-je rester debout durant tout ce temps ?***

Bien au contraire, assoyez-vous confortablement. Cependant, ne vous penchez pas au-dessus du lit, car votre bébé croira que vous voulez le prendre.

***Et si ce que je raconte est stupide ?***

Ne vous en faites pas si vous craignez d'avoir l'air ridicule, au début. Quand vous constaterez jusqu'à quel point les mots doux sont efficaces, vous surmonterez rapidement vos hésitations.

***Cela n'apprend-il pas à mon bébé à s'endormir seulement en ma présence ?***

Même les bébés les plus difficiles finissent par apprendre à s'endormir d'eux-mêmes avec le temps. Certains bébés sont d'un naturel plus calme et dorment mieux en l'espace de quelques jours, d'autres sont plus sensibles et ont de la difficulté à se ressaisir. Chaque bébé est différent.

***Ne vais-je pas semer la confusion chez mon bébé si je le prends lorsqu'il pleurniche ?***

Le message que vous envoyez à votre bébé est le suivant : « Je vais te prendre et te réconforter si tu en as besoin, mais tu dois t'endormir dans ton lit. » Dès qu'il se calme, remettez-le au lit et continuez de lui parler pour qu'il sache que vous êtes encore là. Vous n'êtes pas en train de tenter votre bébé, vous lui enseignez qu'il peut compter sur vous.

***Ne suis-je pas en train d'apprendre à mon bébé à pleurer lorsque je le prends ?***

Si quelqu'un fait preuve de compassion à votre égard lorsque vous êtes malheureux, cela vous encourage-t-il à être malheureux ? Non ! Vos attentions enseignent à votre bébé qu'il peut compter sur vous.

***Pourquoi faut-il autant de temps pour charmer mon bébé jusqu'à ce qu'il s'endorme ?***

Il n'est pas facile d'avoir du recul quand vous êtes si fatigué que vous n'êtes même plus capable de penser correctement. Mais sachez que la majorité des bébés dormiront durant de plus longues périodes ininterrompues à l'intérieur de sept jours (ou moins), pourvu que vous entamiez l'entraînement au sommeil pendant la PP.

***Comment puis-je savoir si mon bébé essaie de se réconforter de lui-même ?***

Si votre bébé pleurniche ou se lamente, il est en train de se réconforter. Si ses cris se transforment en hurlements, il a besoin de votre aide.

## ET QUE FAIRE AVEC LES AUTRES ENFANTS ?

Ne serait-ce pas merveilleux si vous pouviez tout simplement vous cloner vous-même ? Ainsi, pendant que vous seriez en train de charmer votre bébé de deux mois pour qu'il s'endorme, votre clone raconterait une histoire à votre plus vieux de deux ans dans sa chambre. Évidemment, tout cela n'est qu'un rêve (pour le moment). En attendant, voici quelques suggestions.

- *Trouvez des assistants.* Recrutez un adolescent, les grands-parents ou un(e) ami(e), afin qu'on s'occupe de votre plus vieux pendant que vous êtes auprès du bébé.
- *Mettez votre plus vieux au lit en premier.* De cette façon, personne ne se sentira en reste.
- *Partagez le plaisir.* Chaque adulte met un enfant au lit... et chaque enfant obtient de l'attention à part entière.

CHAPITRE 9

# Quand les choses vont mal

*Toute chose est difficile avant d'être facile.*

— Dr Thomas Fuller

La grande majorité des bébés dont les parents profitent de la PP finissent par dormir pendant de plus longues périodes, et ce, en moins de sept jours. Il y a néanmoins des exceptions. Chaque bébé est différent et évolue à son propre rythme. Les bébés vraiment tenaces auront peut-être besoin d'un peu plus de temps, d'aide et de fermeté. S'il vous plaît, tenez bon! Croyez-en ma parole et je vous assure que tout rentrera dans l'ordre.

## SURMONTER LES PÉPINS

Vous suivez les règles de la méthode « Enfant do » à la lettre, mais votre bébé ne tombe toujours pas endormi de lui-même ou ne fait pas ses nuits? Voici les deux types de pépins dont les parents me parlent le plus souvent.

***Pépin nº 1:*** *Il ne s'endort jamais sans mon aide!* Soyez conséquent, peu importe les circonstances. Les bébés sont si malins que si vous leur donnez la moindre impression qu'ils ont intérêt à pleurer, ils continueront de le faire sans se lasser. Votre message doit être clair comme de l'eau de roche: « Je t'aime de tout mon cœur, mais tu dois t'endormir dans ton lit. » Votre bébé s'y adaptera. Observez la règle d'or de la méthode « Enfant do »: Votre bébé doit s'endormir dans son lit. Si vous lui permettez parfois de s'endormir dans vos bras au moment où vous lui donnez à boire, il espérera que cela se produise en tout temps. Il a beau être menu, sa force de caractère est loin de l'être.

---

Chaque soir, j'entreprends la routine du dodo avec optimisme. Je me promets que ce soir-là sera différent, mais après avoir entendu Baptiste pleurnicher pendant 10 minutes, je flanche à tout coup. Je le sors de son petit lit et le berce jusqu'à ce qu'il s'endorme. Chaque fois, je me répète que je ferai mieux le lendemain, mais Baptiste sait très bien que je le bercerai encore pour l'endormir s'il continue de pleurer... et il n'a pas tort!

*– Chantal, 36 ans, mère de Baptiste, sept mois*

**Pépin nº 2:** *Il continue de se réveiller la nuit.* Lorsqu'un bébé ne fait pas ses nuits, je pose ces trois questions à maman et papa:

- Comment votre bébé s'endort-il?
- Que se passe-t-il quand il se réveille?
- Êtes-vous conséquent dans la façon dont vous aidez votre bébé à se rendormir?

Comme il est très fréquent pour les bébés de se réveiller durant la nuit, avant de conclure que vous devez lui redonner à boire, voyez si vous ne pourriez pas plutôt tenter de le charmer pour l'aider à se rendormir. Si vous y arrivez, cela signifie qu'il n'avait pas faim. Sinon, offrez-lui un boire rapide, puis remettez-le au lit assoupi, c'est-à-dire à moitié endormi.

Lorsqu'un jeune bébé – de quatre mois ou moins – est capable de s'endormir de lui-même mais continue de se réveiller la nuit, vous avez raison de croire que c'est parce qu'il a faim, et ce, même s'il pèse plus de 5 kilos. À cet égard, les bébés de quatre à six mois sont dans une zone grise. Même si la *majorité* des bébés de 5 kilos peuvent dormir la nuit durant de plus longues périodes, certains peuvent ressentir plus rapidement la faim. Il va sans dire que les bébés sont des êtres humains et qu'ils ont besoin qu'on les traite selon leur individualité propre.

Par contre, passé l'âge de six mois, les réveils nocturnes sont le fait d'une habitude et non de la faim. Si votre bébé se réveille toujours, espacez donc les boires nocturnes en recourant à l'une des méthodes extradouces présentées ci-après.

Il existe deux approches de base permettant de sevrer un bébé de ses boires nocturnes: l'approche rapide et l'approche lente. Pendant la PP, les deux sont tout aussi efficaces, mais certains bébés s'en tirent mieux avec l'une plus qu'avec l'autre. Vous serez la meilleure personne pour en juger.

1. ***La voie rapide.*** Cela implique qu'il faudra rendormir votre bébé sans le nourrir, quand il se réveillera, à l'intérieur d'une période de neuf heures. Même si cette méthode semble dure, certains bébés s'y font plus rapidement en raison de son message non équivoque: «Rendors-toi. C'est la nuit.»

Le moyen le plus rapide de faire comprendre à votre petit trésor que la cantine est désormais fermée la nuit consiste à cesser de le nourrir en dedans d'une période de neuf heures consécutives. Donnez-lui une bonne rasade avant de le coucher et chacun de vous en bénéficiera. Comme vous viendrez tout juste de rassasier votre bébé, vous n'aurez pas à vous soucier de sa faim s'il se réveille durant la nuit. De plus, vous dormirez davantage si la période bénie de neuf heures commence bel et bien au moment d'aller au lit.

Lorsque vous serez vous-même prête à vous coucher, sortez votre bébé doucement de son lit et offrez-lui le sein. Allaitez-le durant quelques minutes, puis recouchez-le. Si vous le nourrissez au biberon, vous pouvez tout simplement le redresser légèrement et lui donner à boire sans le sortir du lit. La plupart des bébés sont si engourdis qu'ils ne se réveillent pas complètement, si bien que ce repas survient comme un «rêve de délices».

Que se passera-t-il plus tard, durant la nuit? Si votre bébé se réveille, vous suivez la méthode «Enfant do» et faites tous les efforts requis pour qu'il puisse facilement retrouver le sommeil, tout en le laissant dans son lit. Tapotez et caressez son dos, rectifiez sa position, rassurez-le, « chhhh... chhhh... », mais ne le nourrissez pas. Si cela est absolument nécessaire, prenez-le dans vos bras et réconfortez-le, mais assurez-vous de le remettre au lit assoupi et non endormi.

Les bébés ont énormément d'énergie et peuvent vous résister longtemps sans se fatiguer. C'est la raison pour laquelle il vaut mieux partager cette tâche de soutien. Si vous sentez que vous commencez à perdre des forces, rappelez-vous que votre sommeil est primordial pour la santé de votre bébé.

2. ***La voie lente.*** Cette approche consiste à sevrer votre bébé de ses boires nocturnes en réduisant graduellement leur durée. Si vous nourrissez votre bébé au biberon, donnez-lui moins de lait à chaque boire jusqu'à ce qu'il n'y ait plus rien.

Si vous l'allaitez, réduisez graduellement la durée des tétées. Disons que votre bébé boit généralement durant 15 minutes. Alors, donnez-lui le sein durant environ 10 minutes quelques nuits de suite. Retirez-le du sein doucement et faites-lui un gros câlin avant de le remettre au lit. Que faire s'il résiste ? Redonnez-lui le sein, puis au bout de quelques minutes, essayez de nouveau en retirant doucement le mamelon de sa bouche. Répétez la même opération jusqu'à ce qu'il cesse de réclamer le sein.

Les nuits suivantes, réduisez la tétée d'une minute chaque nuit, jusqu'à ce que vous en arriviez à un total de trois. À ce stade, la plupart des bébés cessent de se réveiller pour boire, s'étant lentement accoutumés à se rendormir par eux-mêmes.

Du début à la fin, ce processus ne devrait pas prendre plus de 10 jours.

## CE QU'ON ENTEND PAR « FAIRE SES NUITS »

Ces trois petits mots ont des significations bien différentes selon les individus. Certains experts utilisent cette expression pour suggérer que le bébé dort sans interruption de 5 à 6 heures, alors que d'autres promettent 12 heures.

Mais votre bébé n'est pas une statistique ; il est un individu qui a ses propres besoins et ses propres règles. Je propose donc de définir l'expression « faire ses nuits » en fonction de chaque individu. Un bébé qui fait ses nuits s'endort le soir et ne se réveille pas avant le matin. Le total des heures de sommeil dépend du tempérament du bébé, de ses besoins et des soins qu'il réclame.

## LES PIRES ERREURS DANS L'APPLICATION DE LA MÉTHODE « ENFANT DO »

Dans les prochaines pages, vous allez apprendre à déterminer et à corriger rapidement les erreurs commises. Fort heureusement, appliquer cette méthode avec succès ne requiert pas de diplôme en médecine ou d'expérience préalable. Tout ce qu'il vous faut, c'est d'être capable de prendre un peu de recul et de réfléchir objectivement à votre situation.

Une fois déterminés, la plupart des problèmes peuvent être réglés grâce à de simples modifications. Dans la liste qui suit, sont consignées les erreurs les plus répandues par rapport au dodo, de même que les façons de les résoudre durant la PP. Veuillez parcourir la liste au complet ; la plupart des erreurs qu'on y retrouve ne sont pas des cas isolés.

### Le piège de la sucette

#### *Le problème*

Comme je l'ai déjà dit, l'usage de la sucette est une arme à double tranchant. Elle aide le bébé à se détendre et à glisser doucement vers le sommeil, mais en même temps, elle devient une béquille dont le bébé finit par dépendre pour s'endormir. S'il perd sa sucette dans son sommeil, il va se réveiller et vous réclamer en pleurant pour que vous la lui redonniez… plusieurs fois par nuit.

***La solution***

Selon les plus récentes recherches, la sucette peut contribuer à réduire les risques de syndrome de mort subite du nourrisson (SMSN). Les experts ne sont pas certains de quelle façon exactement cela peut aider, mais certains émettent la théorie selon laquelle la sucette rend le bébé plus prompt à s'éveiller s'il éprouve des difficultés à respirer durant la nuit. Voici comment tirer avantage de l'usage de la sucette, tout en contournant ses inconvénients : Offrez une sucette à votre bébé au coucher. S'il la recrache, ne la replacez pas dans sa bouche. Et voici la recommandation cruciale : Ne donnez pas de sucette à votre bébé s'il se réveille en pleine nuit. La littérature médicale ne suggère pas qu'il y ait des avantages quant à la diminution du risque de SMSN en utilisant la sucette durant la nuit, mais du point de vue de l'apprentissage du sommeil, cela comporte des inconvénients évidents.

**Les dodos mal synchronisés**

***Le problème***

Si vous mettez votre bébé au lit quand il est trop fatigué ou pas encore assoupi, vous rencontrerez des obstacles. Plusieurs parents reportent l'heure du coucher à plus tard, croyant qu'un bébé sur le point de « s'écraser » de sommeil s'endormira plus facilement. Malheureusement, cette croyance est totalement fausse. Un bébé épuisé ne dispose pas des réserves nécessaires pour se réconforter de lui-même au moment de s'endormir et il sera normal qu'il se mette à hurler dès qu'il se retrouvera dans son lit. De la même manière, si vous mettez au lit un bébé qui n'est pas du tout fatigué, vous vous imaginez bien qu'il ne va pas s'assoupir ; il rechignera et pleurera jusqu'à ce que vous veniez le reprendre.

***La solution***

Mettez en place un horaire adéquat. Si vous avez de la difficulté à décoder le langage corporel de votre bébé, mettez les chances de votre côté en le couchant un peu plus tôt que vous ne le faites présentement. En règle générale, au cours de la PP, les jeunes bébés ont besoin d'une sieste en milieu d'avant-midi et d'une autre en après-midi ; ils dormiront ensuite 12 heures durant la nuit. Soyez attentif aux signes de fatigue (tels que décrits à la page 159) et déposez-le dans son lit avant qu'il ne connaisse un regain d'énergie.

## Le dilemme du pouce

***Le problème***

Lorsque bébé n'arrive pas à trouver son pouce, il ne dort pas bien.

***La solution***

Sucer son pouce est un très puissant moyen de réconfort, disponible en tout temps dès que le bébé a besoin de se détendre. Selon une enquête informelle que j'ai menée à mon cabinet l'année dernière, les bébés qui sucent leur pouce sont deux fois plus nombreux à faire leurs nuits que ceux qui préfèrent la sucette. Ainsi, vos nuits seront beaucoup plus reposantes le jour où votre bébé sera capable de prendre son pouce. Il développera les habiletés nécessaires pour ce faire vers l'âge de trois mois. Certains bébés naissent avec cette propension à sucer leur pouce et d'autres pas. Ne mettez pas de mitaines à votre bébé, elles feraient obstacle à ses tentatives de prendre son pouce. Si vous craignez qu'il se blesse en s'égratignant durant la nuit, taillez plutôt ses ongles et limez-les pour qu'ils soient bien lisses.

## La question de l'emmaillotage

***Le problème***

Certains parents continuent d'emmailloter leur bébé au-delà de la période où cela lui plaît.

***La solution***

Cessez d'emmailloter votre bébé s'il a commencé à sucer son pouce. Au pis aller, emmaillotez-le, mais en dégageant l'un de ses bras. La plupart des bébés sont prêts à ne plus être emmaillotés à partir de l'âge de trois à quatre mois.

## La chambre partagée

***Le problème***

Partager votre chambre avec un nourrisson est peut-être agréable, rassurant, et même bon pour la prévention du SMSN, mais cela conduit souvent à multiplier les réveils nocturnes. Les bébés gémissent, marmonnent et poussent de petits cris en sommeil léger. Si vous prenez votre bébé chaque fois qu'il entre en phase de sommeil léger, il n'apprendra pas comment passer de lui-même au sommeil profond. De plus, si votre bébé vous entend bouger ou changer de position durant vos propres réveils partiels alors qu'il se trouve en sommeil léger, il sera plus susceptible de se mettre à pleurer.

***La solution***

Ne sautez pas hors du lit pour prendre votre bébé au moindre gémissement. Recourez au bruit blanc pour détourner son attention s'il dort dans la même pièce que vous. À partir de l'âge de six mois, installez votre bébé dans sa propre chambre.

## Chaleur excessive !

***Le problème***

Plusieurs bébés sont couchés pour la nuit beaucoup trop emmitouflés. Il est plus difficile de bien dormir lorsqu'on transpire. Par ailleurs, cela peut nuire au rôle que joue la température du corps dans le cycle sommeil-éveil.

***La solution***

Il vaut mieux avoir un peu froid que trop chaud. Maintenez dans la chambre une température confortable, c'est-à-dire quand vous vous sentez bien dans des vêtements légers.

## Des moyens à problèmes

***Le problème***

Votre bébé s'est habitué à certaines conditions pour s'endormir et les réclame aussi pour se rendormir à la suite de ses réveils partiels.

***La solution***

Afin d'aider votre bébé à s'endormir, n'utilisez pas de moyens auxquels il sera difficile de recourir quand il se réveillera la nuit. Par exemple, Jade, âgée de quatre mois, ne pouvait pas trouver le sommeil sans tenir la main de sa maman. Parmi les moyens les plus répandus pour aider un bébé à sombrer dans le sommeil, on retrouve la tétée, la musique et le biberon. L'exception à la règle est la sucette, laquelle peut être offerte au début de la nuit, mais qu'on ne devrait pas redonner au bébé une fois qu'il l'aura laissée tomber en dormant. Laissez un bruit blanc toute la nuit jusqu'à ce que votre bébé développe la capacité à se rendormir de lui-même.

## Bébé mis au lit endormi

***Le problème***

Votre bébé n'est pas mis au lit éveillé et n'a pas appris à s'endormir de lui-même. Conséquemment, il se réveille chaque fois qu'il entre en phase de sommeil léger.

***La solution***

Mettez votre bébé au lit au moment où il commence à s'assoupir, c'est-à-dire alors qu'il n'est pas encore endormi. Ainsi, il pourra perfectionner l'art de s'endormir de lui-même. Cet élément est primordial si vous voulez réussir.

**Bébé endormi au sein ou au biberon**

***Le problème***

La tétée a un tel effet relaxant que cela endort votre bébé en moins de deux, c'est-à-dire avant même que vous ayez eu le temps de le mettre au lit.

***La solution***

Donnez à boire à votre bébé plus tôt dans la soirée pour éviter qu'il ne s'endorme pendant la tétée.

**Le supplice de la larme**

***Le problème***

Il n'y a rien de pire que de rester à ne rien faire pendant que notre bébé pleure.

***La solution***

Certains bébés n'apprendront pas à se détendre à moins qu'on ne les y incite. Donnez la chance à votre bébé de se ressaisir de lui-même avant de lui apporter votre aide. Naturellement, si votre bébé n'y parvient pas par ses propres moyens, il est souhaitable d'intervenir pour le réconforter, mais... arrêtez, regardez et écoutez avant de vous précipiter à sa rescousse.

**Des horaires irréguliers**

***Le problème***

Votre bébé n'a pas d'heures régulières et quand vient le temps d'aller au lit, il ne s'endort pas.

***La solution***

Plus l'horaire de votre bébé est prévisible, moins grands sont les risques qu'il éprouve des problèmes de sommeil. Comme un horaire ne se met pas naturellement en place avant l'âge de trois mois, il sera nécessaire d'en fixer un. Essayez la routine « Dans les bras-Couché-Dans les bras-Couché » :

**Dans les bras :** Après qu'il a dormi, prenez votre bébé et nourrissez-le.
**Couché :** Après lui avoir donné à boire, installez-le à l'endroit de votre choix et laissez-le jouer. Selon son âge, cette période devrait durer de une heure (pour les bébés âgés de six semaines à deux mois) à trois ou quatre heures (pour les bébés de deux mois et plus). Si vous avez des courses ou autres sorties à faire, c'est le temps d'y aller avec votre bébé.
**Dans les bras :** Prenez de nouveau votre bébé et donnez-lui à boire quand l'heure de la sieste ou du coucher approche.
**Couché :** Mettez-le ensuite au lit.

Voici comment une journée type devrait se dérouler, compte tenu du fait que pour la plupart des mères, la vie est une course contre la montre :
**6 h :** Bébé commence à remuer et émettre des petits sons indiquant qu'il se réveille. Vous restez sous les draps, espérant qu'il se rendormira.
**6 h 30 :** Les petits sons deviennent des cris perçants. Vous prenez votre bébé *dans vos bras*, changez sa couche, l'habillez et goûtez au plaisir relaxant de la tétée.
**7 h :** Vous disposez d'une heure pour donner à manger à votre plus vieux, l'habiller et le préparer pour la garderie. Vous *couchez* donc votre bébé sur le sol pour qu'il s'amuse, en espérant que cela dure assez longtemps pour que vous puissiez vous occuper de votre autre enfant d'âge préscolaire.
**8 h :** Aujourd'hui, c'est au tour de votre amie de conduire la marmaille à la garderie ; vous avez donc un peu plus de temps à votre disposition. Tandis que vous buvez votre café, vous vous habillez, nettoyez la cuisine et faites un peu de lessive, vous veillez à ce que votre bébé ait ce qu'il faut pour s'amuser. Si vous devez plus tard passer à la garderie, votre bébé devrait donc faire la sieste à temps pour être réveillé et prêt à vous accompagner à midi.

**9 h 30 :** Bébé commence à s'agiter et il devient difficile de le distraire. Alors, vous le prenez *dans vos bras*, lui donnez à boire et changez sa couche.
**10 h :** C'est l'heure de la sieste. Vous *couchez* votre bébé dans son lit et vous restez à ses côtés pour le charmer jusqu'à ce qu'il s'endorme.
**11 h 30 :** Bébé se réveille après une bonne sieste, vous le prenez de nouveau *dans vos bras*, le faites boire un peu et vous voilà prête à filer pour midi.

Et ainsi de suite...

La routine « Dans les bras-Couché-Dans les bras-Couché » constitue en fait une division de la journée en différentes portions telles que : boire-*dans vos bras*, jouer-*couché*, boire-*dans vos bras*, dormir-*couché*. Au cours de l'avant-midi, on compte un cycle « Dans les bras-Couché-Dans les bras-Couché » et on en compte un autre dans l'après-midi. Il vaut mieux prévoir faire vos courses durant la période consacrée au jeu, votre bébé étant alors au sommet de sa forme.

### Des messages confus

#### *Le problème*

Quand votre bébé pleure dès que vous le mettez au lit et que vous le reprenez alors pour le nourrir, le ballotter doucement dans vos bras ou le bercer pour l'endormir, vous lui apprenez tout bonnement à pleurer.

#### *La solution*

Envoyez à votre bébé un message clair. Après l'avoir mis au lit, guidez-le pour qu'il puisse trouver le chemin du sommeil en appliquant la méthode « Enfant do ». Soyez près de lui pour le rassurer par votre voix et le prendre un peu s'il en a besoin. Mais il est un élément non négociable : Couchez votre enfant dans son lit quand il n'est qu'assoupi, c'est-à-dire à mi-chemin entre l'éveil et le sommeil.

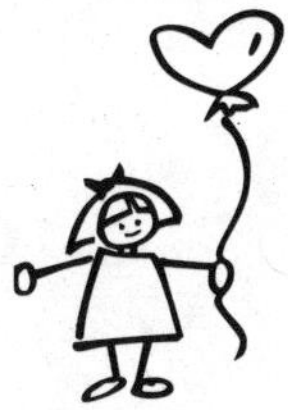

# CHAPITRE 10

## La grève de la sieste

*À quel moment devrais-je cesser de faire faire la sieste à mes enfants ?*

— UNE MÈRE DE TROIS ENFANTS DE MOINS DE CINQ ANS

*Lorsque vous n'en aurez plus besoin !*

— ANN LANDERS

Je n'ai vraiment pas besoin, j'en suis persuadée, de vous dire pourquoi il faut tirer les rideaux une à deux fois par jour et installer votre bébé pour la sieste ! Au-delà de ce qui va de soi – vous avez des vêtements à plier, des comptes à payer et des courriels à envoyer –, il y a une raison encore plus importante de faire faire des siestes aux bébés. Ces périodes de repos jouent en effet un rôle primordial dans la croissance du bébé, sur les plans aussi bien mental que physique.

Les siestes donnent la chance au cerveau de « digérer » les événements de la journée, tout en permettant de refaire le plein d'énergie (autant pour votre bébé que pour *vous*). Des études ont démontré que les bébés qui font de bonnes siestes ont une plus grande capacité d'attention et sont moins difficiles que ceux qui ne dorment pas bien au cours de la journée. De plus, même si cela peut sembler paradoxal, les bébés qui font de bonnes siestes de jour dorment mieux la nuit. Enfin, les siestes constituent le moment rêvé pour votre bébé de perfectionner ses habiletés à se réconforter de lui-même.

Et pourquoi les adultes ne pourraient-ils pas aussi bénéficier des siestes ? La recherche démontre que nous nous sentons normalement moins alertes entre 13 h et 15 h, moment où notre productivité, notre dextérité et notre acuité mentale déclinent. Les courtes siestes réparatrices présentent de nombreux avantages. Alors, cessez de vous culpabiliser à leur sujet ! Elles préviennent l'épuisement, tout en augmentant les performances et les capacités d'apprentissage.

## LA PÉRIODE PROPICE POUR METTRE EN PLACE LES SIESTES SALUTAIRES

Dès que votre bébé commence à s'éveiller aux merveilles qui l'entourent, le *quand*, le *où* et le *comment* des siestes comptent énormément. Mais la routine de la sieste devrait-elle différer de celle du coucher ?

En fait, non. On peut recourir aux mêmes stratégies, le jour comme le soir. J'ai tout de même remarqué qu'il faut parfois *davantage* de bruit blanc pendant la sieste pour aider le bébé à se détendre. En effet, au début de la sieste, le bébé ne s'endort que d'une oreille, question que rien ne lui échappe. Un bruit blanc fort permettra de couvrir les sons qu'il ne voudrait pas manquer et lui permettra de se laisser aller au sommeil.

| HORAIRE DES SIESTES | | |
|---|---|---|
| **Âge** | **Nombre de siestes** | **Durée de la sieste** |
| 2 à 18 mois | 2 (une dans la matinée et une autre dans l'après-midi) | 30 minutes à 2 heures |
| 18 mois à 2 ans | 1 (habituellement après le repas du midi) | 1 à 2 heures |
| 2 à 4 ans | 1 (en milieu d'après-midi) | 1 heure à 1 heure et demie |

Comme les siestes sont précieuses, il faut veiller à les maintenir. Voici quelques trucs qui vous permettront de préserver les heures de sieste.

*Ne couchez pas votre bébé trop tard le soir.* Si vous mettez votre bébé au lit tard le soir, cela nuira à sa sieste du lendemain en matinée. Commencez la routine du dodo tôt en soirée, et ce, même si cela signifie de coucher votre bébé avant que votre conjoint(e) ne rentre du travail.

*Agissez sans tarder.* Si votre bébé donne des signes de fatigue, que ce soit dans ses gestes ou ses expressions, il vaut mieux le mettre immédiatement au lit. Si vous prenez d'abord le temps de passer un petit coup de fil à quelqu'un, de faire sortir le chien dans la cour et de mettre une brassée de lessive dans la sécheuse, il risque d'avoir un regain d'énergie et passer outre la sieste. Votre bébé est prêt pour la sieste s'il démontre certains des comportements suivants :

- Il est plus excité ou maladroit que d'habitude ;
- Il n'a plus envie de s'amuser ;
- Il veut qu'on le prenne et rien d'autre ;
- Il se couche sans qu'on l'y invite ;
- Il bâille, se frotte les yeux, suce son pouce ou sa sucette, les yeux dans le vide ;
- Il veut téter ;
- Il perd facilement l'équilibre ;
- Il évite de vous regarder dans les yeux ;
- Il a un regard vitreux.

Contrairement aux adultes, les bébés fatigués deviennent excités et nerveux. Plus le bébé est fatigué, plus il est irritable. Inutile de vous dire qu'il est plus difficile de charmer un bébé exténué qu'un bébé simplement fatigué.

Pierre, le papa de Rosalie, âgée de six mois, a appris cette leçon à ses dépens. Quand maman partait travailler, Pierre et Rosalie prenaient leur petit-déjeuner ensemble, puis ils allaient se promener dehors. À peine avaient-ils dépassé le premier pâté de maisons que Rosalie s'était endormie dans sa poussette. Elle dormait jusqu'au retour à la maison, puis elle se réveillait avec le sourire. Mais pour la sieste de l'après-midi, c'était une tout autre histoire. « Rosalie se bat pour garder les yeux ouverts, même si elle n'en peut vraiment plus, racontait Pierre. Elle est complètement épuisée, mais cela ne l'empêche pas de crier au meurtre dès que je la couche dans son lit. J'ai essayé de la fatiguer encore plus, mais plus je la garde éveillée, plus elle est difficile à endormir. »

Restez constant. Faire la sieste au même moment tous les jours permet à l'horloge biologique de votre bébé de s'ajuster, de sorte qu'il sera prêt à s'endormir toujours aux mêmes heures.

Ne prenez pas de mauvaises habitudes. Certains parents me disent : « Le seul moyen d'inciter ma fille à faire la sieste, c'est de me coucher près d'elle.» Avant de laisser les mauvaises habitudes s'installer, demandez-vous: «Est-ce que je veux vraiment répéter le même scénario durant des jours, des semaines, des mois et peut-être même des années?»

## LES SEPT PIÈGES DE LA SIESTE LES PLUS RÉPANDUS

Vous êtes-vous déjà retrouvé aux prises avec l'une ou l'autre de ces difficultés?

***Piège nº 1:*** *«Mon bébé se réveille au moment où je le dépose dans son lit.»* Il ne devrait pas s'endormir dans vos bras, au préalable. Rappelez-vous la règle: *Au lit à demi assoupi.*

***Piège nº 2:*** *«Mon bébé refuse de faire la sieste.»* Le plus souvent, ce n'est qu'une question de bon ou de mauvais moment. Le bébé ne fera de sieste que s'il est fatigué. Si vous y allez trop tôt, il résistera; allez-y trop tard et il aura eu le temps d'avoir un regain d'énergie. En général, un jeune bébé a besoin de faire la sieste après deux heures d'activité.

***Piège nº 3:*** *«Mon bébé ne fait que de courtes siestes.»* Plusieurs bonnes raisons peuvent expliquer pourquoi votre bébé ne fait que de petits sommes. Premièrement, une courte sieste est peut-être tout ce dont il a besoin; certains bébés sont complètement retapés au bout de 30 à 40 minutes. L'explication suivante est toutefois la plus probable: votre bébé a peut-être de la difficulté à passer de la phase du sommeil léger à celle du sommeil profond. Peut-être se réveille-t-il au bout de 20 minutes parce qu'il ne parvient pas à se poser? Voici comment vous pouvez l'aider.

- Baissez le volume. Souvenez-vous qu'il faut de 10 à 20 minutes pour qu'un jeune bébé entre en phase de sommeil profond. Vous devez faire attention durant la transition. Moins il aura de distractions, plus il aura de chances de s'endormir. Les jeunes bébés dorment mieux lorsqu'ils entendent un bruit continu, mais des bruits forts et soudains parvenant de la maisonnée peuvent parfois l'empêcher d'entrer en sommeil profond. S'il a des frères et sœurs à la maison, envisagez l'utilisation du bruit blanc pour le détourner des distractions extérieures. Comme le mantra « om... om... om... », le bruit blanc permet au bébé de passer à un niveau de conscience plus profond.

- Soyez là en premier. Si votre bébé se réveille toujours après une sieste de 30 minutes, entrez discrètement dans sa chambre 20 minutes après l'avoir couché et, dès qu'il commence à se réveiller, charmez-le tout de suite jusqu'à ce qu'il se rendorme. Ne quittez pas la chambre avant qu'il ne soit passé au sommeil profond. Si vous tentez de sortir en douce trop tôt, il s'en apercevra et se réveillera.
- Pensez à ce qui se passe en dehors du lit. Même quand votre bébé dort, son cerveau très alerte capte tout ce qui passe autour de lui. Une pièce où il fait sombre lui envoie le message « Rendors-toi » et peut prolonger sa sieste. Installez donc des rideaux opaques dans sa chambre et débarrassez-vous des veilleuses.

***Piège n° 4:*** *« Mon bébé fait mieux la sieste dans son siège d'auto. »* Un bébé qui adore somnoler dans son siège d'auto a toutes les chances d'aimer se sentir enveloppé comme dans un cocon, ce qui n'a rien d'étonnant quand on pense qu'il a passé neuf mois recroquevillé dans l'utérus de sa mère. L'emmaillotage est la meilleure manière de recréer cette impression de confort. Selon des études récentes, l'emmaillotage aide les jeunes bébés à dormir plus longtemps et à se réveiller moins souvent.

***Piège n° 5:*** *« Mon bébé fait une courte sieste dans la voiture lorsque nous revenons de chez sa gardienne et refuse ensuite d'aller au lit. »* Certaines obligations sont difficiles à concilier, mais cela ne veut pas dire qu'il n'y a aucune solution de rechange. Voici quelques suggestions :

Demandez à votre gardienne de noter les heures où votre bébé fait la sieste pendant une semaine. Organisez-vous pour passer le prendre juste après sa sieste de l'après-midi, au moment où il est reposé. Évitez de donner un biberon à votre bébé sur le chemin du retour ; la voiture en mouvement et une tétée relaxante forment une combinaison redoutable. Enfin, lorsque vous choisissez l'endroit où votre enfant se fera garder, privilégiez la proximité, ce qui réduira le risque que votre bébé tombe endormi sur le chemin du retour.

***Piège n° 6:*** *« Mon bébé ne fait que de courtes siestes parce que nous avons toujours maintes choses à faire. »* Dans certaines familles, on est tellement occupé qu'il est difficile de trouver le temps de faire faire de bonnes siestes. Il n'y a rien de mal à ce que les siestes soient courtes, du moment que votre bébé récupère suffisamment. Par contre, s'il s'effondre à la fin de la journée, qu'il est difficile à satisfaire, s'endort dès le moment où vous l'installez dans son siège d'auto ou qu'il réclame constamment votre attention, je crois qu'il vaudrait mieux réévaluer votre emploi du temps. Si vous avez un enfant plus âgé dont l'horaire est surchargé, peut-être que le temps est venu de simplifier les choses. Afin de permettre les siestes à la maison, je conseille de réduire vos occupations, d'organiser du covoiturage ou d'embaucher un(e) gardien(ne) d'enfants.

***Piège n° 7:*** *« Mon bébé ne dort que si je m'étends près de lui. »* Il n'y a rien de mal à vous allonger près de votre bébé, pourvu que vous soyez prêt à le faire longtemps. Il s'agit en effet de l'une de ces habitudes qu'il n'est pas facile de changer. Assoyez-vous plutôt près de lui et charmez-le pour l'endormir. Il aura la même sensation de proximité et dormira plus longtemps, en fin de compte. Quand votre bébé sera de plus en plus apte à se réconforter de lui-même pour s'endormir, cela vous permettra en outre de sortir discrètement de la chambre.

## POURQUOI LES BÉBÉS RÉSISTENT À LA SIESTE

Une mère m'a déjà raconté avoir passé une journée entière à tenter de faire faire la sieste à sa fille de cinq mois... ailleurs que dans l'automobile. Après lui avoir posé quelques questions exploratoires, j'ai vite compris pourquoi cette maman éprouvait tant de problèmes. La petite Emma restait éveillée jusqu'à 22 h tous les soirs pour voir son père lorsqu'il rentrait du travail. Elle n'avait jamais fait de sieste dans la matinée, sa nuit venant à peine de se terminer à cette heure-là. En début d'après-midi, Emma était épuisée et faisait une courte sieste dans l'auto quand le temps était venu de passer prendre son grand frère, après l'heure du midi. Sa deuxième sieste avait lieu après le repas du soir. En définitive, tous les problèmes de sommeil d'Emma avaient pour origine ces longues soirées où elle jouait avec papa. Quand on a fini par la mettre au lit plus tôt, l'horaire des siestes est tout naturellement tombé en place.

Voici d'autres raisons pour lesquelles les bébés peuvent résister à la sieste.

***Pas fatigué.*** Le bébé doit être fatigué pour faire la sieste. Puisque les bébés tendent naturellement à avoir des heures de sieste régulières, il vaut mieux garder un œil sur l'horloge et l'autre sur votre bébé. Certains jours, il pourra être fatigué un peu plus tôt que d'habitude et parfois, ce sera un peu plus tard. Laissez votre bébé décider du meilleur moment pour faire son somme, mais assurez-vous de conserver la même régularité, avec des variations de plus ou moins dix minutes.

***Trop de distractions.*** Au départ, le nouveau-né s'habitue aux bruits de la maisonnée et s'en accommode pour s'endormir. Toutefois, vers l'âge de trois mois, un environnement bruyant peut devenir dérangeant et l'empêcher de s'abandonner au sommeil.

***Trop fatigué.*** Les bébés ne composent pas comme nous avec l'excès de fatigue. Un bébé épuisé a de la difficulté à se détendre et à s'endormir.

***Médicaments.*** Les médicaments en vente libre contre le rhume et ceux contre les allergies ou l'asthme peuvent être des stimulants, interférant avec la capacité de votre bébé à s'assoupir et à rester endormi.

***La percée des dents.*** Le bébé sera peut-être capable d'oublier l'inconfort que causent des dents qui percent pendant ses activités quotidiennes, mais une fois seul dans son lit, il ne pourra plus en faire abstraction. Cela dit, ne soyez pas tenté de prétexter la percée des dents trop souvent. C'est une excuse pratique, mais rarement la racine du problème. (Pour en savoir plus sur la percée dentaire, lisez l'appendice en page 219.)

## LA SIESTE *N'EST PAS* COMME LE SOMMEIL NOCTURNE

Durant la sieste, le bébé se réveille et vous le sortez de son lit, alors que la nuit, il doit se rendormir après s'être réveillé. Comment un tout petit bébé est-il censé saisir cette subtile différence ?

Facilement ! Si vous la lui soulignez, votre bébé finira par comprendre.

Par exemple, lorsque vous prenez votre bébé après sa sieste, dites-lui d'une voix enjouée « Bonjour, mon trésor ! » ; allumez la lumière et faites-lui des câlins. Durant la nuit, veillez à ce que la pénombre et le silence continuent de régner dans la chambre. Ne dites pas un mot si le bébé se réveille la nuit et tenez-vous-en à un minimum de câlins. Si vous devez dire quelque chose, murmurez-le.

Si vous marquez bien la différence entre le dodo de jour et celui de nuit, votre bébé apprendra rapidement à les distinguer.

En terminant, voici peut-être mon conseil le plus important : De grâce, profitez des bienfaits de la sieste ! Donnez l'exemple à votre bébé et n'hésitez pas à vous reposer, vous aussi. Pénélope se moquait de ses amies lorsqu'elles lui conseillaient de « dormir lorsque le bébé dort ». Et elle se disait en elle-même : « Oui, bien sûr ! Et laisse ton plus vieux de 18 mois se débrouiller tout seul!» Mais lorsque notre Pénélope, épuisée, a dégringolé l'escalier et s'est retrouvée une jambe dans le plâtre, elle a dû composer avec l'impossible. Tous les jours, elle mettait ses enfants au lit pour la sieste et en profitait pour se reposer sur le canapé durant une heure. Depuis lors, elle sait qu'il ne faut jamais dire jamais!

# CHAPITRE 11

## On a toujours une seconde chance : Pour A.I.D.E.r un enfant plus vieux à tomber (et à rester) endormi

*Et allez-vous réussir ? Oh oui, bien sûr !*
*J'en suis convaincu à 98,7 % !*

— Dr Seuss

Convaincre votre fille ou votre fils plus âgé de modifier ses habitudes de sommeil peut être plus difficile que de se retenir de pousser lorsque, à l'accouchement, la tête du bébé se présente. Ces deux exploits sont néanmoins du domaine du possible. Si vous vous attaquez à cette mission de façon réfléchie, et si vous comprenez ce dont les bébés plus âgés ont besoin pour s'endormir, vous pourrez vous en sortir avec un minimum de larmes et de cris.

Lorsque la période propice (PP) prend fin, les habitudes que les bébés ont prises pour s'endormir sont désormais profondément enracinées. Cela complique l'entraînement au sommeil, puisqu'il faut d'abord rompre les mauvaises habitudes avant d'en développer de nouvelles. Mais il y a un côté positif : dès qu'une porte se ferme, une autre s'ouvre. Même si vous avez raté la PP, les aptitudes caractéristiques des bébés plus âgés présentent de nouvelles promesses. Un oiseau de nuit plus mature dispose en effet de plus grandes capacités mentales et physiques.

Avant d'entrer dans le vif du sujet, j'aimerais m'arrêter à l'un des outils de persuasion les moins reconnus et pourtant l'un des plus précieux pour inciter au changement : *la frustration*.

## LA FRUSTRATION : UN INGRÉDIENT ESSENTIEL POUR TRANSFORMER LES HABITUDES DE VOTRE OISEAU DE NUIT

Plusieurs parents échouent dans leurs tentatives visant à inculquer de bonnes habitudes de sommeil parce qu'ils se trompent sur un élément fondamental garantissant le succès de cette entreprise. Les parents exténués souhaitent que leur bébé adopte de nouvelles habitudes sans résister. Or le bébé humain est un combattant coriace. Il peut crier plus fort et plus longtemps que vous et moi, en plus de pouvoir retenir son souffle jusqu'à ce qu'il s'effondre ou jusqu'à ce que son visage vire au bleu. De même qu'un papillon a besoin de déployer sa force pour sortir de sa chrysalide, le bébé a besoin d'apprendre à se frotter à la frustration pour pouvoir en tirer profit.

Imaginez un bébé qui n'est pas encore tout à fait capable de ramper et qui désire saisir un jouet hors de sa portée. Plus il essaie d'attraper le jouet, plus sa frustration augmente et augmente, jusqu'à ce qu'il n'en puisse plus. Puis il commence à se tortiller, à gesticuler, à gémir et, tout à coup, le voilà qui rampe.

Le même phénomène se produit lorsque vous mettez votre bébé au lit encore éveillé. Au début, il risque de se mettre à pleurer, comme s'il protestait: « Hé, un instant, les amis! N'êtes-vous pas en train d'oublier quelque chose? Vous êtes censés me bercer pour m'endormir! » Mais quelques instants plus tard, le voilà qui cherche par lui-même un moyen de s'apaiser. L'idée selon laquelle un brin de frustration est bénéfique pour votre enfant peut sembler absurde; elle est pourtant valable.

Bien entendu, si votre bébé a *besoin* de vous, il faut vous en occuper tout de suite. Cependant, tous les pleurs ne sont pas une alerte rouge. L'astuce consiste à distinguer les pleurs qui signifient « *J'ai besoin* de toi, maman! » et ceux qui disent « *Je veux* que tu viennes ici, maman! » Les *j'ai besoin* et les *je veux* sont bien différents.

Afin de tirer avantage des nouvelles aptitudes des bébés plus âgés, il importe d'abord que vous les connaissiez.

***Capacités motrices.*** Les bébés plus âgés peuvent s'asseoir et se mouvoir dans leur lit. Ils peuvent se tortiller, se balancer ou se bercer pour s'endormir. Ils peuvent se redresser et s'asseoir. Ils peuvent aussi bouger dans tous les sens jusqu'à ce qu'ils trouvent une position propice au sommeil. Ils peuvent remettre leur sucette dans leur bouche. Enfin, hélas, un bébé plus âgé peut aussi se mettre debout, hurler « Maman, maman! » et secouer les barreaux de son lit jusqu'à en ébranler la structure.

***Vue.*** Les bébés plus âgés voient les choses en trois dimensions et en couleurs. Ils sont aussi en mesure de vous reconnaître depuis l'autre bout de la pièce. Si vous glissez votre tête dans la porte entrebâillée, votre bébé en aura connaissance, et ce, même si la pièce est plongée dans le noir. De plus, maintenant que le monde attire son attention, bébé peut se détendre avec un bon livre, regarder le ciel ou contempler les formes et les ombres.

***Ouïe.*** Dès l'âge de six mois, l'ouïe de votre bébé est aussi développée que celle d'un adulte. Qui plus est, votre bébé a développé la mémoire des sons et sera rassuré par une chanson ou une voix familières. Voici comment une grand-maman que je connais a su profiter de cet avantage pour guider son petit-fils vers le sommeil.

> Adrien, mon petit-fils de 11 mois, adore que je lui chante *À la claire fontaine*. Ma fille se plaint du fait que son fils est un mauvais dormeur. Pourtant, lorsqu'il dort chez moi, j'entonne quelques couplets de sa chanson préférée et il s'endort comme un charme.
>
> *— Mamie Jeannette (qui préfère ne pas révéler son âge !), grand-mère d'Adrien, 11 mois*

***Communication.*** Votre bébé est capable de relier les voyelles et les consonnes. Ses expressions faciales et ses gestes sont désormais très compréhensibles. Même s'il n'a pas encore l'usage de la parole, il exprime clairement ses états d'âme. Il apprend à réclamer votre attention d'une foule d'autres manières que par les pleurs. Non seulement est-il plus facile de comprendre votre bébé plus âgé, grâce à ce nouveau niveau de communication, mais celui-ci parvient aussi à mieux vous comprendre. C'est une excellente nouvelle puisque cela veut dire que vous n'avez pas à craindre que l'apprentissage du sommeil nuise à son développement émotionnel. Votre intelligente petite créature comprend très bien que vous l'adorez, même si elle n'obtient pas ce qu'elle veut.

***Développement mental.*** À six mois, votre bébé peut concevoir qu'un objet existe même s'il est hors de sa vue. Cela signifie qu'il sait que lorsque vous quittez sa chambre, vous reviendrez. Votre bébé plus âgé est capable de s'amuser seul, ce qui est d'ailleurs un excellent moyen de se détendre avant de s'endormir. De plus, lorsque vous entraînez un bébé plus âgé à s'endormir, son cerveau s'y adapte plus rapidement.

***Interactions sociales.*** Même si votre bébé aime avoir votre attention, il commence également à apprécier sa propre compagnie. Il saura se distraire par lui-même avant de s'endormir et sera plus apte à se réconforter seul.

Avant de plonger dans les détails spécifiques aux besoins des bébés plus âgés, revoyons quelques routines de sommeil usuelles qui aident les bébés, jeunes et plus vieux, à tomber (et à rester) endormis.

1. *Rituels de détente.* Amenez votre bébé à se détendre grâce à un rituel du coucher apaisant. Cela peut se traduire par un succulent repas, une période de jeu paisible, un bon bain, un massage rempli de tendresse, du lait chaud, une berceuse qu'on aime beaucoup... puis il est temps de se dire bonne nuit.
2. *Rajuster l'horaire du boire.* Si votre bébé a l'habitude d'être nourri avant de dormir, je vous suggère de lui donner son boire plus tôt pour qu'il ne s'endorme pas au sein.
3. *Plus de siestes.* De bonnes siestes favorisent de bonnes nuits de sommeil. En fait, plus un bébé dort pendant la journée,

mieux il dormira la nuit, pourvu que les siestes soient prises à des heures raisonnables, comme en début d'après-midi, par exemple.

4. *Coucher bébé au bon moment.* Surveillez votre bébé plutôt que l'horloge et mettez-le au lit au premier signe de fatigue. N'attendez pas que votre petite merveille s'écroule.

## LE BOUTON DU SOMMEIL DE VOTRE BÉBÉ PLUS ÂGÉ

Au chapitre 7, nous avons vu comment actionner le bouton du sommeil des jeunes bébés en recréant l'atmosphère du ventre de la mère et en suivant les étapes BEA. Pour leur part, les bébés plus âgés ont besoin d'un ensemble de conditions différentes pour les aider à s'endormir.

***Un nid douillet.*** Vous avez sans doute entendu parler du phénomène appelé « réflexe conditionné » découvert par Pavlov. Un bébé plus âgé possède une mémoire phénoménale et en viendra à associer son lit à l'assoupissement si on lui en donne la chance.

### Conseil

Le point crucial, ici, est que si l'on veut créer une association réflexe efficace entre le lit et le sommeil, il est primordial que votre bébé s'endorme dans son lit et non dans vos bras.

***Le doudou.*** Maintenant que votre bébé possède davantage d'habiletés sociales, il est en mesure d'établir un lien avec un ami de dodo, comme une couverture spéciale, un ourson ou toute autre peluche. Rien, *absolument rien*, n'aide plus un bébé à tomber dans les bras de Morphée qu'un doudou. Comment doit-on consolider ce lien ? Comme tout bon entremetteur, vous présentez la couverture ou la peluche à votre bébé plus âgé et lui donnez toutes les occasions voulues pour faire connaissance. Présentez-lui la même couverture ou la même peluche quand il commence à pleurnicher et déposez-la dans son lit tous les soirs pour qu'il puisse la serrer contre lui. Ne lui laissez qu'un seul doudou sécuritaire dans son lit. Avec un peu de chance, un lien se formera et se renforcera avec le temps.

***Ni vu ni connu.*** Placez les jouets favoris de votre bébé dans un coffre pour éloigner les tentations au moment où il essaie de s'endormir.

***La découverte du bouton du sommeil.*** Vous souvenez-vous de la période où votre bébé de deux mois a découvert ses mains et n'avait de cesse de les contempler ? Un peu plus tard, il a découvert ses orteils et s'est mis à les sucer avec enthousiasme : « Mince ! Je ne savais pas que j'avais des orteils aussi bons ! » Ces découvertes se sont produites au cours d'un processus d'auto-exploration. Eh bien, les bébés trouvent leur bouton du sommeil grâce à un processus de découverte similaire. Ils remuent dans tous les sens, sucent leurs doigts et leurs orteils et babillent allègrement jusqu'à ce qu'ils se laissent aller et mettent le cap sur le pays des rêves. Plus ils s'y entraînent, plus ils s'améliorent.

Dans les pages qui suivent, vous apprendrez comment mettre à profit les nouvelles découvertes de votre bébé plus âgé, dans le but de l'aider à abandonner ses mauvaises habitudes et à trouver son précieux bouton du sommeil.

## LE DÉFI : SE DÉFAIRE DES MAUVAISES HABITUDES

Alors, comment aider votre bébé à perdre ses mauvaises habitudes de sommeil sans que vous vous perdiez vous-même ? Rappelez-vous que les habitudes de sommeil auxquelles un bébé a été exposé durant la PP sont gravées dans sa mémoire. Ces habitudes sont les seules façons de s'endormir que votre bébé connaît. Comme vous pouvez vous en douter, rompre ces habitudes peut s'avérer une opération délicate, qui exige du temps, de la ténacité et du doigté.

Changer ces habitudes, c'est comme forcer un droitier à utiliser sa main gauche. Même si cela représente un défi – et qui dit défi dit frustration, embarras et fatigue –, il n'est pas insurmontable. Les bébés disposent de toute la force nécessaire pour y arriver ; aussi petits soient-ils, leur potentiel n'en est pas moins immense ! Reste que tout changement demande du temps, ce qui demande également de la patience. Vous aurez besoin de ces deux ingrédients.

Ainsi, après avoir complété votre routine du coucher, déposez votre bébé seulement assoupi dans son lit. En présumant que cela ne correspond pas à la manière dont il s'endort habituellement, attendez-vous à un certain degré de résistance de sa part ; les petites fleurs risquent de pleurnicher, tandis que les tigres en colère se mettront à rugir. Votre priorité sera d'apporter de l'A.I.D.E. à votre bébé afin qu'il découvre les habiletés qu'il possède déjà, tout en lui offrant à la fois le support dont il a besoin pour se sentir en sécurité et l'espace nécessaire pour grandir. Voici comment procéder.

**A** = Attendez

**I** = Insistez

**D** = Donnez-lui amour...

**E** = ... et empathie

### Attendez

Si votre bébé commence à pleurer, la première chose à faire, c'est d'attendre. Les bébés plus âgés possèdent les aptitudes mentales et physiques pour composer avec la frustration. Ils sont capables de se déplacer afin de trouver une position confortable et de rester tranquilles, maintenant qu'ils sont plus éveillés, confiants et habiles. Vous savez déjà que la frustration sert de motivation au changement. C'est la raison pour laquelle vous devez donner à votre bébé la latitude nécessaire à son apprentissage et à son développement. Il possède tous les outils dont il a besoin pour se réconforter lui-même et requiert simplement de votre part que vous l'encouragiez à les utiliser.

Il n'existe pas de règle en béton concernant le temps d'attente que vous devriez observer. Si votre bébé se sent bien tout seul, vous n'avez aucune raison de vous glisser indûment dans sa chambre. S'il pleure et que vous avez attendu quelques minutes, il est temps d'aller le voir. Cependant, donnez-lui une dernière chance avant d'intervenir. Comptez jusqu'à 60 et si votre bébé pleure encore, offrez-lui un coup de main. À ce moment-là, évitez de le regarder dans les yeux. Si vous le faites, il s'attendra à ce que vous le preniez ; ses pulsations cardiaques et sa pression sanguine risquent alors d'augmenter en raison de l'excitation causée par cette attente, ce qui nuira encore plus à la détente et la relaxation menant au sommeil.

Nadia, une entraîneuse de gymnastique professionnelle, n'accueillait pas chaudement l'idée de laisser pleurer Inès, sa fille de dix mois. En revanche, elle ne pouvait plus supporter de passer d'autres nuits blanches. Elle a donc pris la décision de faire ce qu'elle connaissait le mieux : entraîner son bébé. Nadia a couché sa fille encore éveillée, s'est assise près d'elle et lui a offert tout l'encouragement et le réconfort dont elle avait besoin, en restant à ses côtés jusqu'à ce qu'elle s'endorme.

**Insistez**

Dans l'esprit de la méthode « Enfant do », il est nécessaire d'insister avec douceur afin que votre bébé adopte de saines habitudes de sommeil. Votre but étant de rendre le processus le moins pénible possible, il faut y mettre le temps. Pour parcourir un kilomètre en marchant, il faut plus de temps que si on le faisait en courant. Cependant, la marche exige moins d'efforts de l'organisme, pour tous ceux parmi nous qui ne sommes pas en grande forme. Il en va de même pour l'A.I.D.E. que vous pouvez apporter à votre bébé afin de l'amener à adopter de meilleures habitudes de sommeil. Il faudra peut-être un peu plus de temps, mais ce sera moins pénible.

Vous vous souvenez de la fable du lièvre et de la tortue ? Le lièvre se vante de la vitesse dont il est capable et lance un défi à quiconque voudra se mesurer à lui dans une course. La tortue accepte de relever le défi, ce que le lièvre prend pour une blague. La course prend néanmoins son départ. La tortue progresse lentement, alors que le lièvre, faisant preuve d'arrogance, décide de faire la sieste, croyant qu'il pourra rattraper la tortue en temps voulu. Cependant, il s'endort profondément et se réveille au moment où la tortue franchit la ligne d'arrivée.

Comme la tortue, vous devrez être persévérant durant la période d'entraînement au sommeil, car c'est lentement mais sûrement que vous gagnerez la course. Espérons que vous saurez avancer avec constance, même si vous êtes exténué, que les progrès tardent à venir et que vous éprouvez des doutes.

Dieu merci, la majorité des bébés finissent par adopter leurs nouvelles habitudes de sommeil en l'espace de quelques semaines. Il arrive toutefois que des bébés inflexibles résistent au changement, même si vous faites tout ce qu'il faut. Voyez, quelques pages plus loin, des astuces pouvant amener même les plus têtus à céder.

### Donnez-lui amour...

Réconfortez votre bébé. S'il a besoin d'un câlin, prenez-le dans vos bras et serrez-le contre vous. Il se calmera fort probablement dès qu'il vous apercevra. C'est une bonne chose... mais comment allez-vous donc faire pour ressortir de la chambre ? Voici une stratégie qui vous permettra de rassurer votre bébé par votre présence, tout en l'habituant à rester seul dans son lit : je l'ai baptisée la tactique « Oups ! Je reviens tout de suite ! »

Après avoir réconforté votre bébé, déposez-le de nouveau dans son lit et dites : « Oups ! Maman a oublié quelque chose. Je reviens tout de suite ! » Je sais que votre bébé ne comprend pas un traître mot à ce que vous dites, mais croyez-moi, il pigera en un rien de temps.

Quittez la chambre. Restez à l'extérieur durant une minute ou plus si vous pouvez tenir le coup. À votre retour, si votre bébé pleure encore, faites tout ce qu'il faut pour l'apaiser. Prenez-le dans vos bras, nourrissez-le, faites-le sautiller doucement, puis quand il se sera assoupi, remettez-le dans son lit.

Le moment est maintenant venu de passer au deuxième tour. Dites : « Oups ! Maman a quelque chose à faire. Je reviens tout de suite ! » Restez à l'écart plus longtemps chaque fois. De cette façon, vous faites gentiment comprendre à votre bébé qu'il peut se calmer tout seul avant votre retour. S'il pleure quand vous sortez, dites : « Tout va bien, mon ange. Maman va revenir. Je serai là dans un tout petit instant. » Tôt ou tard, votre adorable bout de chou s'endormira alors que vous serez en dehors de la chambre.

Continuez d'aller et venir ainsi jusqu'à ce que le bébé s'endorme. Pensez au lièvre et à la tortue !

### ... et empathie

Votre grande fille ou votre grand garçon a tout ce qu'il faut pour se réconforter de lui-même. Il a déjà développé un bon savoir-faire mental et social, et a d'excellentes capacités motrices. Il aura quand même besoin d'un coup de pouce de votre part pour pousser ce processus. Votre bébé a appris que ses pleurs attirent votre attention et il s'attend à ce que vous vous montriez le bout du nez dès qu'il est contrarié. Il serait absurde d'entacher ce lien de confiance, mais lorsque vous réagissez à ses larmes, faites-le en lui offrant compréhension et empathie, plutôt que du lait et des câlins. Vous ne laisseriez jamais votre enfant jouer avec un couteau tranchant, quelle que soit l'intensité de ses pleurs. Vous diriez : « Je suis désolée, mon cœur, mais ce n'est pas un jouet. » Il pourrait bien pleurer jusqu'à en devenir bleu, vous ne céderiez pas et laisseriez le couteau hors de sa portée. Eh bien, votre approche visant à guider votre bébé vers des habitudes de sommeil plus saines devrait être tout aussi ferme et aimante : « Je sais que tu es en colère, mais c'est l'heure du dodo. » Votre petit bout de chou ne comprendra peut-être pas la signification des mots que vous prononcerez, mais il saisira le ton de votre voix. Mettez de l'empathie et de la fermeté dans votre voix et votre bébé comprendra le message : « Je t'aime, mais c'est l'heure du dodo. »

---

Lorsque ma fille, Marine, avait neuf mois, je suis allée avec elle rendre visite à ma mère qui habite dans le Sud. Mon mari ne pouvait pas prendre congé, alors nous sommes parties sans lui. Mon mari déteste entendre Marine pleurer, ne seraitce que quelques secondes, alors nous avions pris l'habitude de valser avec elle d'un bout à l'autre de la pièce jusqu'à ce qu'elle s'endorme. Quand ma mère a vu ce manège, elle n'en revenait pas. « Pourquoi ne la couches-tu tout simplement pas quand elle est fatiguée ? » m'a-t-elle tout de suite demandé.

« Je ne veux pas qu'elle pleure », ai-je répondu.

Le lendemain, à l'heure de la sieste, ma mère m'a demandé : « Puis-je mettre Marine au lit ? Je te promets de ne pas la laisser pleurer. » Elle a déposé ma fille dans son berceau et s'est installée près d'elle pour lire le journal, tandis que Marine suçait ses doigts, gesticulait un peu et babillait. Aussitôt que la petite se mettait à gémir, ma mère murmurait : « Chhhhut ! Fais dodo. » Jamais je ne l'aurais cru si je n'avais pas vu la scène de mes propres yeux, mais Marine s'est endormie sans verser la moindre larme. Le jour suivant, j'ai demandé à ma mère de la mettre au lit pour la sieste et la même chose s'est reproduite. Le temps que je revienne à la maison, Marine était désormais capable de s'endormir seule ; elle faisait ses nuits et se réveillait tous les matins avec un magnifique sourire aux lèvres.

*– Brigitte L., 34 ans, mère de Marine, aujourd'hui âgée de 3 ans*

## LE DERNIER RECOURS : QUAND PLUS RIEN NE SEMBLE FONCTIONNER

Parfois, une attitude respectueuse mais ferme est de rigueur si les habitudes de sommeil de votre bébé se sont détériorées au point où plus personne ne parvient à dormir dans la maison.

Prenons l'exemple de Théo. Âgé de huit mois, il était un bon dormeur jusqu'à ce qu'il contracte un rhume, il y a un mois, qui a dégénéré en otite. Au début, Théo avait si mal que le seul moment où il trouvait un peu de répit était lorsqu'il se trouvait niché dans les bras de sa mère. Au bout de trois nuits bénies passées tout contre sa maman, Théo refusa net de retourner dans son lit. Sa mère céda, n'ayant pas suffisamment d'énergie pour résister : « D'accord, Théo. Tu peux dormir avec papa et maman. » Trois semaines plus tard, la mère de Théo, Hélène, est venue à mon bureau. Théo continuait de la réveiller toutes les deux heures et elle s'attendait sincèrement à ce que je diagnostique une autre otite, mais ce ne fut pas le cas. Le problème était uniquement comportemental.

Tous les parents que je connais préféreraient de loin faire un million de brassées de lessive plutôt que de laisser leur bébé s'endormir au bout de ses larmes. Cependant, si vous avez épuisé tous les recours et que rien ne semble fonctionner avec la méthode douce, un tout petit peu de larmes pourraient s'avérer nécessaires pour aider votre bébé à sortir de ce cul-de-sac.

À neuf mois, vous avez probablement fait boire votre bébé au moins 1400 fois. Tout à coup, vous décidez que l'heure du changement a sonné et vous laissez votre bébé en plan, se demandant : « Mais ça ne va pas ou quoi ? Comment croyez-vous que je vais m'endormir, maintenant ? » Les bébés ne naissent pas avec une aptitude naturelle à s'endormir. Comme l'apprentissage de la propreté, il s'agit d'une habileté qui doit être encouragée et gérée. C'est une chose d'installer une bonne hygiène de sommeil en plein cœur de la PP, mais c'en est réellement une autre de renverser de mauvaises habitudes de sommeil après qu'elles se sont cimentées. Bien que difficile, cette tâche n'est toutefois pas impossible.

Un peu plus tôt dans ce chapitre, nous avons vu comment guider votre bébé en douceur, afin qu'il adopte de meilleures habitudes. Les bébés tenaces se retrouvent parfois coincés dans un cul-de-sac et toute la gentillesse du monde n'en viendra pas à bout. Ils se trouvent plongés dans une telle confusion, après avoir été exposés à toutes sortes de tactiques, que seul un message clair et net peut fonctionner. Les deux stratégies suivantes permettent de passer des messages clairs (mais en douceur).

### La main de fer dans un gant de velours

Cette technique s'emploie pratiquement en dernier ressort, lorsque vous souhaitez inculquer à votre enfant de saines habitudes de sommeil avec un minimum de larmes.

1. Suivez votre routine du coucher habituelle, mais ne bercez pas, ne donnez pas à boire ou ne prenez pas votre bébé dans vos bras pour l'endormir. Déposez-le dans son lit assoupi.
2. Sortez de la chambre et dites : « Je t'aime. Maintenant, fais dodo. »

3. Si votre bébé pleure, attendez quelques minutes pour voir s'il ne pourra pas se calmer de lui-même. Ne vous faites pas trop de souci pour lui ; comme il ressent maintenant ce qu'est la constance, il sait que vous reviendrez. De plus, il dispose désormais de tous les outils voulus pour se réconforter lui-même ; il lui faut simplement quelques encouragements de votre part pour commencer à les utiliser.
4. S'il continue de pleurer, entrez et offrez-lui votre soutien. Faites tout ce que vous feriez normalement pour calmer votre bébé — lui donner à boire, le bercer ou fredonner une berceuse —, *mais* il faudra bientôt le remettre au lit assoupi.
5. Sortez de la chambre et dites : « Je t'aime. Fais dodo, maintenant. » Cela envoie le message suivant : « Je suis là pour toi, mais je m'attends à ce que tu t'endormes. »
6. Si votre bébé recommence à pleurer, répétez les mêmes gestes. Mais chaque fois que vous y retournez, passez moins de temps à le réconforter. Prenez également plus de temps avant d'entrer dans la chambre ; de cette façon, vous inciterez votre enfant à apprendre à se rassurer par lui-même.
7. Entrez et sortez ainsi de la chambre jusqu'à ce que votre bébé finisse par s'endormir dans son lit. Soyez prêt à répéter le même manège aussi longtemps qu'il faudra. Je recommande fortement de partager cette tâche avec votre conjoint ou d'autres membres de la famille, car les bébés peuvent faire preuve d'une résistance digne des champions olympiques.

Remarquez la différence entre cette technique et celle du « Oups ! Je reviens tout de suite ». Avec la technique de « La main de fer dans un gant de velours », vous restez *à l'extérieur* de la chambre et y retournez seulement si le besoin s'en fait sentir, tandis qu'avec la technique du « Oups ! », vous demeurez *à l'intérieur* de la chambre et en sortez de plus en plus longtemps. Les deux approches envoient un message non équivoque – « Je t'aime, mais il est temps de dormir » –, mais le message de « La main de fer » est plus fort et plus accentué.

Les parents me demandent souvent : « Combien de temps devrions-nous nous en tenir à la méthode de "La main de fer" avant de changer de tactique ? » Si vous n'observez aucun signe d'amélioration après une semaine (ce qui est très improbable si vous êtes constants), alors il est temps de passer à une autre étape.

**L'ultime recours**

Il s'agit de la technique que j'aime le moins et je ne vous la recommande pas à moins que vous ayez épuisé tous les autres recours.

1. Suivez votre routine du coucher habituelle, mais ne bercez pas votre bébé, ne lui donnez pas à boire ou ne le prenez pas dans vos bras pour l'endormir. Déposez-le dans son lit assoupi.
2. Sortez de la chambre en disant : « Je t'aime. Maintenant, fais dodo. »
3. Si votre bébé pleure, pointez-vous dans sa chambre pour vérifier s'il est en sécurité. Dites : « Je t'aime. Fais dodo, maintenant. » Puis sortez.
4. Reprenez les étapes 2 et 3 jusqu'à ce que votre bébé s'endorme.
5. Répétez les mêmes étapes si votre bébé se réveille au cours de la nuit.

Maintenant que vous connaissez les réels dangers du manque de sommeil, j'espère que vous comprenez pourquoi il importe de corriger les mauvaises habitudes de sommeil de votre oiseau de nuit, et ce, même si cela se passe dans les larmes. Les larmes ne causeront pas de tort à la santé émotionnelle de votre bébé. Songez à tout l'amour que vous lui témoignez et à la quantité de soins que vous lui prodiguez durant la journée. Le manque de sommeil, quant à lui, peut faire bien plus de ravages.

## QUELQUES OBSTACLES FRÉQUENTS AVEC LES BÉBÉS PLUS ÂGÉS

***Ma fille de neuf mois s'agrippe à moi de toutes ses forces quand je m'approche de son lit. Je dois littéralement la décoller de moi avant de la déposer.***

Puisque votre bébé résiste à l'idée d'entrer dans son lit, il faut d'abord augmenter son sentiment de bien-être. Commencez par jouer avec lui dans sa chambre. Ne regardez pas le lit (mais jouez tout près). Plus tard, déposez des jouets dans le lit et tenez votre bébé au-dessus pour qu'il puisse les reprendre. Ensuite, placez plusieurs jouets dans le lit et laissez votre bébé s'y amuser, tout en restant à ses côtés. Plus il aura de souvenirs positifs par rapport à son lit, moins il y résistera.

### Mise en garde

S'il vous plaît, ne laissez pas votre bébé sans surveillance s'il se trouve dans son lit avec plusieurs jouets ; cela comporte des dangers pour sa sécurité.

***En moins de 30 secondes, mon fils commence à crier au meurtre quand il se rend compte qu'il est seul dans son lit. Que devrais-je faire ?***

Assurez-vous de le mettre au lit au bon moment, c'est-à-dire au premier signe de fatigue. Une couverture doudou contribuera également à ce que la transition se fasse paisiblement. Mais ne le prenez pas dans vos bras avant de lui avoir donné la chance de se calmer sans votre aide.

La nuit dernière, mon fils de 12 mois, Émile, n'a pas cessé de se relever chaque fois que je le mettais au lit. Ce petit manège a duré au moins 45 minutes, après quoi j'ai flanché et lui ai permis de dormir dans mon lit (où il s'est endormi en moins de deux).

*– Geneviève, 38 ans, mère d'Émile, 12 mois*

Les méthodes douces requièrent davantage de temps. Si possible, ayez quelqu'un pour vous succéder, comme dans une course à relais. Il est indispensable d'être constant, car autrement, votre bébé apprendra qu'il est avantageux de pleurer ; il hurlera sans vergogne jusqu'à ce que vous capituliez. Permettez à votre bébé de développer ses aptitudes à s'apaiser par lui-même durant la journée. S'il rechigne, au lieu de vous précipiter, dites quelque chose comme : « C'est d'accord, mon poussin. Maman sera là dans une minute », et n'intervenez pas avant de lui avoir laissé la chance de se calmer tout seul pendant quelques instants. Plus votre bébé s'entraînera à l'autoréconfort, plus rapidement il maîtrisera cette habileté.

***Mon bébé s'endort sans trop de difficultés, mais au bout de 10 à 20 minutes, il a les deux yeux grands ouverts et est prêt à repartir. Qu'est-ce qui se passe ?***

On dirait bien que votre bébé a de la difficulté à entrer en sommeil profond. La meilleure façon de composer avec cette situation serait de l'attendre dans le détour. Dix minutes après l'avoir mis au lit, fredonnez une berceuse et dites doucement « chhhut » jusqu'à ce que la transition vers le sommeil profond se produise.

***J'ai appliqué la stratégie A.I.D.E. pendant deux semaines et cela n'a rien donné. Pourquoi ?***

Une période d'essai de deux semaines sans résultat concluant est en effet très longue. Je pense peut-être que le moment où vous le couchez est mal synchronisé avec le moment où il a envie de dormir. Ou votre bébé est trop fatigué, ou il est trop éveillé lorsque vous le mettez au lit. Ne couchez pas votre bébé en fonction de l'heure qu'il est ; commencez plutôt la routine du dodo dès qu'il montre ses premiers signes de fatigue.

***Dès l'instant où je couche Sarah, ma fille de neuf mois, elle se redresse et se met à hurler, tout en secouant furieusement les barreaux de son lit.***

Il ne fait pas de doute que Sarah est en colère. Laissez-la donner libre cours à ses émotions pendant quelques minutes. Certains bébés se lassent de ces emportements et se mettent à jouer, alors que d'autres voient leur colère s'exacerber et ont besoin d'A.I.D.E. pour se calmer. Commencez par la stratégie du « Oups ! Je reviens tout de suite ! » Si, au bout d'une semaine, votre fille ne dort toujours pas mieux, passez au niveau d'intervention suivant : « La main de fer dans un gant de velours ». Accordez-lui une semaine pour voir si elle parvient plus facilement à s'endormir d'elle-même et si cela ne fonctionne pas non plus (ce qui est rare), elle aura besoin de « L'ultime recours ».

***Aussitôt que je dépose mon bébé de huit mois dans son lit, il pleure et ensuite il joue, en alternance. Cela peut durer une bonne demi-heure, puis il se met en colère et fait une crise. Devrais-je le coucher plus tard ?***

Ne couchez pas votre bébé plus tard. Cette demi-heure est une précieuse occasion pour lui de développer sa capacité à se calmer par lui-même. Avec de l'A.I.D.E., environ 80 % des bébés plus âgés dormiront sur leurs deux oreilles, sept jours — tout au plus — après que leurs parents auront commencé à appliquer la méthode « Enfant do ».

***Que faire si ma fille se lève dans son lit et ne s'assoupit pas ? Elle est gaie comme un pinson et ne s'endort pas du tout.***
Tant et aussi longtemps que votre bébé s'amuse seul, il n'y a pas lieu d'intervenir. Votre fille finira par se détendre et s'endormir.

### La règle des neuf mois

L'an dernier, j'ai mené une recherche informelle auprès de mes clients afin de vérifier s'il existait une période propice pour *remédier* aux mauvaises habitudes de sommeil. J'ai découvert que s'il était beaucoup plus facile d'*établir* de bonnes habitudes de sommeil durant la PP, qui s'étend approximativement de l'âge de deux mois à l'âge de sept mois, il est aussi plus facile de *résoudre* les problèmes de sommeil à l'âge de sept à neuf mois. Après cette période, il faut s'attendre à davantage de pleurs ; de plus, les résultats sont plus longs à obtenir. Mais la réussite est encore possible.

## DISPARAÎTRE DU DÉCOR

Si je termine ce livre précisément par cette partie de chapitre, c'est que je voulais lui donner une fin hollywoodienne. J'ai choisi ce titre en particulier parce que je veux que vous vous rappeliez qu'il est important de disparaître du décor — c'est-à-dire d'intervenir de moins en moins — à partir du moment où votre bébé a adopté de bonnes habitudes de sommeil. Cela signifie que dès qu'il est capable de s'endormir par lui-même, vous devrez graduellement mettre un terme au soutien que vous lui apportiez.

Par exemple, si vous utilisez le « Oups ! Je reviens tout de suite ! », prenez de plus en plus de temps à revenir dans la chambre jusqu'à ce que votre bébé n'ait plus envie de rechigner lorsque vous le laissez et qu'il s'endorme avant même votre retour.

Maintenant que votre bébé va au lit sans pleurer et dort durant de plus longues périodes, c'est à votre tour de vous occuper de vous. L'expression « du temps à soi » n'a rien d'immoral. Oui, il y aura toujours des tâches ménagères et des courses à faire, mais si les moments à consacrer pour vous-même figurent au bas de votre liste de choses à faire, vous n'y arriverez jamais. Ménagez-vous du temps juste pour vous, ne serait-ce que dix minutes, et profitez-en. Car au fond de chaque mère se trouve une personne qui a bien besoin d'être chouchoutée.

## Pense-bête : Les sept meilleures astuces pour résoudre les problèmes de sommeil des grands enfants

1. *Acceptez que la frustration, à petites doses, puisse servir de motivation au changement.* Vous n'avez pas besoin de laisser votre bébé pleurer à en perdre la raison, mais un brin de frustration ne fait pas de mal.
2. *Croyez en la capacité qu'a votre bébé de changer.* Ayez confiance en sa capacité de grandir et d'apprendre.
3. *Créez l'atmosphère appropriée.* Mettez en place les conditions propices au sommeil.
4. *Choisissez un heureux dénouement (et un bon commencement, et un bon milieu).* Vous pourrez plus aisément vous en tenir à un programme que vous choisissez si vous êtes en parfait accord avec son processus.

5. *A.I.D.E.z votre bébé à s'endormir. Attendez, Insistez, Donnez-lui amour et empathie afin de l'entraîner en douceur à trouver le sommeil.*
6. *« Oups ! Je reviens tout de suite ! »* Sortez de la chambre, et prenez de plus en plus de temps pour y revenir. Ainsi, votre bébé finira par trouver son propre chemin jusqu'au pays des rêves.
7. *Disparaissez du décor.* Avec le temps, intervenez de moins en moins, jusqu'à vous éclipser complètement du décor.

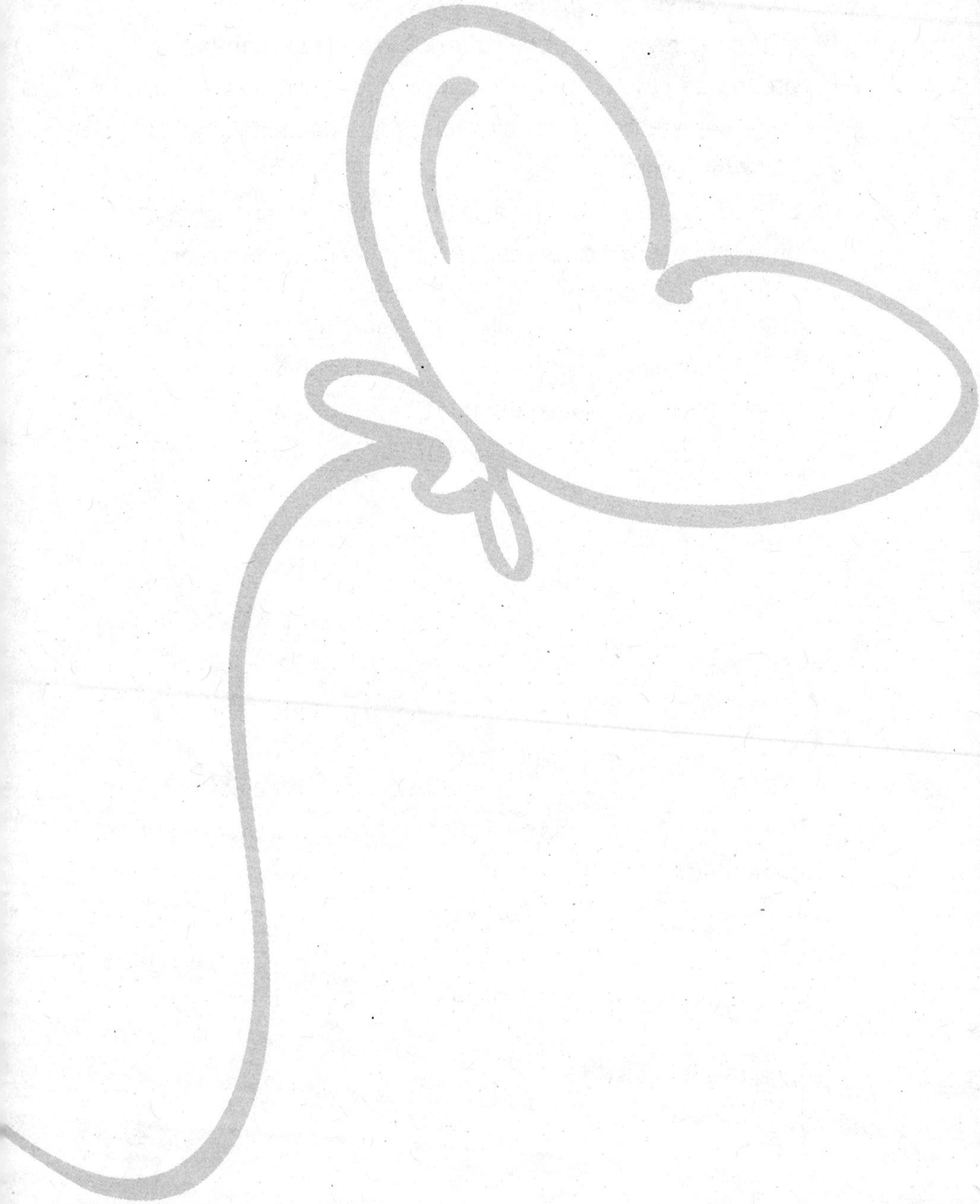

# RESTONS EN CONTACT!

Avant de vous dire au revoir, je tiens à vous féliciter d'avoir accepté, sans condition, de sacrifier votre sommeil au moment où vous en aviez probablement le plus besoin. Je parie qu'à certains moments, vous avez songé à tout laisser tomber, mais en véritables héros, vous avez tenu bon. Et aujourd'hui, tout votre amour et tout votre dévouement portent fruit! Non seulement votre bébé fait ses nuits, mais il gazouille, fait du charme et sait s'emparer du cœur de tous ceux qui apparaissent devant lui. Ses nouvelles habitudes de sommeil ont directement pour effet de le rendre plus sociable, curieux, engageant, bref, il brille comme un diamant! J'espère que vous êtes fiers de ce que vous avez accompli!

Avant de vous dire au revoir, si vous me le permettez, j'aimerais aussi vous dire à quel point j'espère que mes conseils vous ont aidé à trouver le chemin du pays des rêves, que j'ai été en mesure de rendre ce périple moins éreintant et moins pénible, et que, au contraire, il s'est avéré plus paisible et rempli d'amour. Si les problèmes de dodo vous paraissent toujours insurmontables ou si vous continuez de douter que votre bébé ne soit jamais capable de changer, vous pourrez trouver davantage de soutien et d'encouragements en visitant mon site Internet: <www.mylullababy.com>. J'espère de tout cœur que vous entrerez en contact avec moi si vous êtes aux prises avec des problèmes ou des questions qui n'auraient pas été abordés dans ce livre!

Et voilà. Il est maintenant temps de se dire bonne nuit et d'éteindre la lumière...

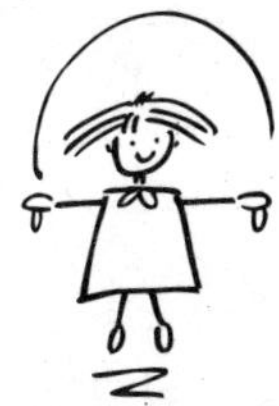

# APPENDICE

**Des réponses à toutes vos questions de A à Zzzzz!**

**Adoption**

On peut s'attendre à ce que vous inondiez votre nouveau bébé d'amour et d'attentions, et il serait toutefois préférable, au début, de ne pas insister pour modifier ses habitudes de sommeil. Il a déjà amplement de changements à gérer. Renseignez-vous de votre mieux — en demandant le plus détails possible — au sujet de la routine du dodo à laquelle votre bébé était habitué et tenez-vous-en à ce qu'il connaît déjà. En revanche, si votre bébé s'endort déjà très bien, veillez à ne rien compromettre, même si vous peinez à vous en séparer, le soir venu.

**Allaitement ou biberon pour endormir**

Mère Nature a voulu que les nourrissons s'endorment en tétant. Malheureusement, elle a oublié de mentionner que cette habitude devrait s'estomper vers l'âge de deux à quatre mois.

**Allergie aux produits laitiers**

Plusieurs parents soupçonnent, quand il ne dort pas bien, que leur bébé souffre d'une allergie alimentaire. Environ 7 % des bébés sont allergiques aux protéines du lait de vache et au lait maternisé à base de lait de vache. Cela signifie que le système immunitaire s'attaque à ces protéines et qu'une réaction allergique s'ensuit immédiatement ou après un certain délai. Une réaction allergique immédiate survient de façon soudaine et peut s'accompagner de vomissements, d'éruptions cutanées, de difficultés respiratoires ou aller jusqu'à l'effondrement complet (choc anaphylactique). Plus couramment, les allergies apparaissent plus lentement et subtilement, et s'accompagnent de symptômes tels que des selles liquides (il peut y avoir présence de sang) et des gaz, de l'irritabilité et un arrêt de prise de poids. (Notez bien que l'irritabilité seule ne permet pas de diagnostiquer une allergie aux produits laitiers !) Il est plus facile de diagnostiquer les allergies alimentaires immédiates, les symptômes se manifestant tout de suite après la tétée ; mais celles dont les signes apparaissent plus lentement peuvent être confondues avec d'autres problèmes de santé. Les bébés qui ont reçu un diagnostic d'allergie aux protéines du lait devront passer au lait de soya ou au lait maternisé antiallergène ; les symptômes disparaîtront complètement. (Notez que 8 à 15 % des personnes allergiques aux produits laitiers sont également allergiques au soya.) La plupart des bébés surmontent leur allergie dont les manifestations sont plus lentes avant l'âge de deux ans.

***Signaux d'alarme ! Consultez votre médecin si votre bébé a :***

- des éruptions cutanées ou des vomissements après la tétée ;
- une prise de poids insuffisante ;
- du sang dans ses selles ;
- un caractère très irritable ;
- des excès de gaz ;
- un mauvais sommeil, en plus des symptômes mentionnés cidessus.

### Animaux de compagnie

Les animaux peuvent éprouver de la « jalousie » lorsqu'un nouveau-né apparaît dans la maison. Jamais un animal – aussi doux et docile fût-il – ne devrait être admis dans la chambre d'un bébé quand il dort. On ne devrait pas non plus le laisser se coucher dans le berceau, le parc, la balançoire ou le siège d'auto.

### Animaux en peluche

Afin de réduire les risques d'allergies et de syndrome de mort subite du nourrisson (SMSN), ne laissez dans le lit de votre bébé ni animal en peluche ni jouet avant qu'il ne soit capable de se retourner tout seul. Demandez aux gardien(ne)s d'enfants de respecter cette consigne.

**Apnée**

*Apnea*, en grec, signifie «sans vent». L'apnée est une interruption anormale de la respiration de 20 secondes ou plus, à ne pas confondre avec la respiration périodique qui, elle, est une pause bénigne dans le cycle respiratoire des nouveau-nés durant le sommeil. L'apnée peut représenter un problème si les pauses durent plus de 20 secondes. Si vous soupçonnez que votre enfant fait de l'apnée du sommeil, veuillez consulter votre médecin.

**Apnée (moniteurs d')**

Les moniteurs d'apnée ou «moniteurs respiratoires» pour les nourrissons sont des appareils conçus pour prévenir le syndrome de mort subite du nourrisson (SMSN) ou tout autre incident pouvant constituer un danger. Lorsque la respiration du bébé ralentit ou s'interrompt, un signal d'alarme retentit. On peut acheter les modèles les plus rudimentaires dans les grands magasins ou par Internet.

Malheureusement, il n'existe aucune documentation, aucune étude sérieuse qui confirme que ces appareils peuvent vraiment sauver des vies. «Je me balance du peu de preuves scientifiques. Si cela peut protéger mon enfant, pourquoi ne pas mettre toutes les chances de notre côté?» vous dites-vous? Vous devez tout de même être au fait des inconvénients que présentent ces moniteurs. De fausses alarmes peuvent en effet être déclenchées lorsque le bébé bouge, lorsqu'il respire profondément ou lorsque les capteurs prennent du jeu. Cela peut devenir une énorme cause de stress et parfois même amener des interventions injustifiées. Je suggère plutôt de vous fier aux moyens qui ont fait leurs preuves dans la prévention du SMSN, c'est-à-dire la position dorsale pour dormir, un lit sécuritaire et l'élimination de la fumée secondaire. Si l'état de santé de votre bébé requiert une surveillance respiratoire accrue, votre médecin pourra vous conseiller quant au choix d'un appareil approprié.

**Attendre**

Sans même s'en rendre compte, plusieurs parents se font prendre au jeu du « attendons et on verra bien ». Cela peut ressembler à ceci : « Mon bébé dormait très bien jusqu'à ce qu'il tombe malade et depuis les trois dernières semaines, il se réveille deux à trois fois par nuit. » Les parents perdent du temps à attendre que leur petit chaton cesse de se réveiller la nuit, alors qu'en fait, ce dont il a besoin, c'est que vous preniez les choses en main.

***Baby blues* (syndrome du troisième jour)**

Près de 40 % des nouvelles mamans sont tourmentées par des sentiments de mélancolie mêlés de joie dans les quelques semaines suivant leur accouchement. Ces femmes souffrent de ce genre de dépression à différents degrés : le syndrome du troisième jour *(baby blues)*, la dépression *post-partum* et la psychose *post-partum*. Le syndrome du troisième jour est la plus répandue ; quiconque a déjà donné naissance sait combien on se retrouve inondée de toutes sortes d'émotions. Vous pouvez vous sentir à la fois transportée de joie et terrifiée, exulter tout en étant complètement exténuée, rire et pleurer en même temps, bref éprouver toute une gamme d'émotions contradictoires. Certaines femmes éprouvent des sentiments de tristesse, de confusion, d'anxiété, de peur, de solitude à un niveau plus profond et souffrent d'insomnie. Fort heureusement, la véritable psychose *post-partum* – qui s'accompagne de comportements étranges, de paranoïa et d'hallucinations – est extrêmement rare. Si vous (ou quelqu'un que vous connaissez) êtes aux prises avec une dépression *post-partum*, ne croyez surtout pas que vous êtes seule à en souffrir et n'hésitez pas à demander l'aide de votre médecin.

Vous pouvez également obtenir du soutien en consultant :

- Postpartum Support International : 805 967-7636 ou <www.postpartum.net>. Ce site Internet propose un questionnaire grâce auquel vous pouvez mieux identifier et comprendre vos émotions.

- *Quand il n'y a plus de larmes – Face à la dépression postnatale* de Brook Shields (Éditions de L'Archipel). Dans ce livre, la célèbre actrice témoigne de sa propre lutte contre cette maladie.

**Bâillements**

Certains semblent remettre en question la théorie selon laquelle nous bâillons pour évacuer un surplus de gaz carbonique et absorber davantage d'oxygène. Il est néanmoins certain que les humains bâillent lorsqu'ils s'ennuient ou sont fatigués, ou parce que les bâillements sont contagieux. Dans la majorité des cas, les bébés bâillent parce qu'ils sont fatigués. À partir du moment où vous voyez votre bébé bâiller, démarrez la routine du coucher.

**Balançoires**

Entre juin 2003 et juin 2004, 140 000 balançoires pour bébé ont fait l'objet d'un rappel, parce qu'elles n'étaient pas assez sécuritaires. Prière de consulter la section Sécurité des produits de consommation du site Internet de Santé Canada (<http://www.hc-sc.gc.ca/cps-spc/index_f.html>) avant de vous procurer des accessoires pour bébé, y compris les objets que vous pourriez trouver dans les ventes-débarras ou recevoir de vos parents et amis.

**Bébés difficiles**

Un bébé difficile aura des cycles de sommeil et de faim moins prévisibles. Cela représente donc un défi supplémentaire pour la question du coucher. Si votre bébé n'a pas d'horaire fixe pour la sieste ou le dodo, observez-le de près pendant une semaine et remarquez les moments où il présente les premiers signes de fatigue. Rappelez-vous : une irritabilité accrue, une moins bonne coordination, les paupières lourdes, les bâillements, les tétées plus vigoureuses ou qui se prolongent sont tous des signes de fatigue. Notez bien ces signes et un *pattern* finira par s'en dégager.

### Bébés prématurés

On ne devrait pas insister pour que les bébés nés prématurément fassent leurs nuits tant qu'on n'aura pas reçu l'accord du médecin. Les prématurés ont de tout petits estomacs et ont besoin d'être nourris plus souvent pour pouvoir prendre leur poids nécessaire. Cela ne veut cependant pas dire que vous ne pouvez pas tout de suite tendre à installer de bonnes habitudes de sommeil. Savoir s'endormir est un rudiment de base que vous pouvez commencer à inculquer à partir de « l'âge corrigé » de deux mois.

### Berceau ou couffin

Plusieurs parents placent un couffin ou un berceau à proximité de leur lit durant les premiers mois, afin que leur enfant soit près d'eux toute la nuit. Cependant, les bébés grandissent vite et ne devraient plus dormir dans ce type de lit au-delà d'un mois ou lorsque leur poids a atteint 4,5 kilos. Les consignes de sécurité entourant l'utilisation des lits d'enfant s'appliquent aussi aux couffins et aux berceaux. Consultez les recommandations de Santé Canada au <http://www.hc-sc.gc.ca/cps-spc/child-enfant/equip/crib-berc/index_f.html>.

(NDT : Les lecteurs européens peuvent visiter le site de la Commission de la sécurité des consommateurs, à l'adresse suivante : <www.securiteconso.org>.)

### Biberons

Bien que je sois une fervente de l'allaitement maternel, ce ne sont pas toutes les mères qui peuvent (ou choisissent de) donner le sein. Le lait maternisé, très nutritif, constitue une bonne solution de rechange, que ce soit pour les tétées du soir occasionnelles ou sur une base plus régulière.

### Bijoux

Dans de nombreuses cultures, on fait porter de petits bijoux aux bébés. On croit que ces bracelets ou colliers les protégeront contre le « mauvais œil ». Bien que j'aie un grand respect pour les valeurs traditionnelles, je crois néanmoins qu'un bébé ne devrait jamais être couché avec quoi que ce soit autour du cou ou attaché sur lui avec un cordon ou une épingle.

### Bruit blanc

Imaginez le bruit blanc comme étant des milliers de sons émis simultanément. Le cerveau est alors inondé et, parmi toutes ces options sonores, ne peut pas en isoler une de façon précise. On peut ainsi couvrir les bruits de la maison avec du bruit blanc, en faire une sorte de camouflage. Le grésillement entre deux postes de radio ou celui d'un canal de télé qui ne diffuse plus, le son des appareils tels les aspirateurs, lave-vaisselle, humidificateurs ou ventilateurs et les CD de bruits blancs en constituent d'excellentes sources.

### Bruits accompagnant la respiration

***Gémissements et grognements :*** Il est naturel, chez certains bébés, de gémir et grommeler quand ils bougent dans leur sommeil.
***Respiration périodique :*** Les nouveau-nés ont une respiration haletante par moments. Ces séquences de respiration saccadée durent de 10 à 15 secondes et sont suivies de courtes pauses d'à peine quelques secondes – bien que cela semble durer une éternité –, puis leur respiration reprend ensuite son rythme normal.
***Sifflements :*** En respirant, certains bébés émettent des petits sons très aigus – un peu comme une flûte irlandaise – parce que leurs

voies respiratoires ne sont pas encore fermes. Cela sera chose du passé avant l'âge de un an.

***Nez bouché:*** Le nourrisson respire naturellement par le nez quand il dort. Conséquemment, il respire de la poussière, des moisissures et autres irritants dans son environnement. Ses parois nasales peuvent alors enfler et se boucher, ce qui peut s'entendre, d'ailleurs. Je dis souvent aux parents qu'ils peuvent distinguer un rhume du nez bouché, chez leur bébé, en observant si son nez coule; si tel n'est pas le cas, il n'a pas de rhume.

## Caféine

Bien que la majorité des bébés ne soient pas affectés par le café de maman, les bébés plus sensibles peuvent en ressentir les effets stimulants et avoir de la difficulté à s'apaiser. Il n'est pas nécessaire de se priver de café en tout temps. Il vaut mieux l'oublier le soir, tout simplement.

## Cale-bébé

Il n'est pas recommandé d'utiliser cet accessoire. La seule position qui convient au sommeil du bébé est couché à plat, sur le dos.

## Cauchemars

Comme les bébés ne peuvent pas parler, personne ne peut vraiment dire s'ils font des cauchemars, mais les scientifiques soupçonnent que c'est le cas. En tant que parent, je penche en faveur de cette thèse. Je me souviens d'une nuit – c'était il y a bien longtemps – où l'un de mes enfants s'était réveillé en pleurant comme jamais auparavant. Ce n'est pas facile de reconnaître les cauchemars chez les bébés qui ne font pas encore leurs nuits, en raison des nombreux pleurs et cris ponctuant leur sommeil. Cependant, lorsqu'un bon dormeur se réveille en criant sans raison apparente, je préfère jouer de sûreté et penser que quelque chose ne va pas. Le cauchemar devient une cause à envisager. De toute évidence, si vous croyez qu'il vient de faire un mauvais rêve, il vaut mieux prendre votre bébé et le réconforter.

### Cigarette

Les risques de syndrome de mort subite du nourrisson (SMSN) sont trois fois plus élevés chez les bébés dont la mère a fumé durant la grossesse, et ceux qui respirent de la fumée secondaire sont deux fois et demie plus à risque que ceux qui ne sont pas exposés à la cigarette. Que dire de plus ?

### Coliques

Certains bébés sont tellement déroutés devant leur nouvel environnement qu'ils ne parviennent pas à s'apaiser. Environ 5 % des bébés ont besoin de bruit blanc fort, de mouvements continuels et de câlins pour dormir. Cela peut s'avérer très frustrant et épuisant pour les parents d'un bébé sujet aux coliques. Un bébé désorienté peut prendre jusqu'à trois mois avant de s'ajuster aux rythmes et aux sensations du monde qui l'entoure. Dans l'intervalle, vous pouvez aider votre bébé à dormir en ayant recours aux stratégies suivantes :

- Contrairement à ce que votre instinct pourrait vous dicter, certains nourrissons ont besoin de bruit pour s'endormir. Allumez la radio et laissez le grésillement entre deux postes en montant le volume. Le lave-vaisselle, l'aspirateur et autres appareils générateurs de bruit constituent également des sources de bruit blanc fort utiles. (J'ai récemment découvert les appareils de détente « Sons nature[12] », qui s'enclenchent lorsque le bébé pleure et qui, selon le réglage, émettent des sons de la nature ou jouent des berceuses.)
- Au lieu d'emmener votre bébé faire une balade en voiture, installez-le dans une balançoire. Les parents croient souvent à

tort que cela créera une dépendance. Au contraire, cela va vous dépanner jusqu'à ce que le bébé s'habitue à la vie en dehors du ventre de sa mère. (À propos des aspects sécuritaires, voir « Balançoires ».)

### Confusion jour/nuit

Les bébés ne naissent pas avec la notion du jour et de la nuit ; ils dorment et veulent boire selon leurs besoins, peu importe l'heure. Parfois, ils semblent dormir toute la journée et rester éveillés toute la nuit. Des études ont démontré qu'on peut rapidement renverser cette confusion entre le jour et la nuit en exagérant ce qui les différencie. Par exemple, lorsque vous donnez à boire à votre bébé durant le jour, parlez-lui d'une voix chantante et animée, caressez ses cheveux et gardez la pièce lumineuse. Le soir ou la nuit, parlez doucement et chuchotez ; donnez-lui à boire et remettez-le simplement au lit. Éclairez la chambre avec une lampe de faible intensité et lorsque vous l'éteignez, préservez la noirceur. Respirez profondément et lentement (pour transmettre une impression de calme).

### Couches

Le réflexe gastro-colique est présent chez les bébés jusqu'à l'âge de un mois, ce qui veut dire qu'ils ont des selles après chaque tétée. Par la suite, il y aura de moins en moins de couches pleines et vous n'aurez plus besoin de le changer toutes les nuits. Utilisez des couches superabsorbantes, appliquez une bonne crème barrière et profitez bien de vos heures de sommeil en prime.

### Crâne (aplatissement du)

Comme les petits bébés sont, en position couchée, toujours sur le dos, en prévention du syndrome de mort subite du nourrisson (SMSN), plusieurs d'entre eux se retrouvent avec le crâne aplati. Cela ne cause aucun dommage au cerveau, et ne fait que nuire à l'apparence. On peut éviter cet inconvénient en changeant fréquemment le bébé de position au cours de la journée ; profitez des périodes où le bébé est réveillé pour le placer sur le ventre. Aussi, chaque semaine, couchez-le à l'une ou l'autre des extrémités du lit en alternance ; laissez l'un des côtés du lit attrayant et l'autre sans intérêt, pour l'inciter à tourner la tête d'un côté ou de l'autre.

**Déménagement**

Les bébés perçoivent davantage de choses qu'on ne le croit. Nous devrions donc nous efforcer de minimiser le stress que peut susciter un déménagement. La meilleure façon d'y parvenir consiste à conserver le même décor à l'intérieur du lit d'enfant et à reprendre le rituel du coucher le plus vite possible. Si le sommeil représentait déjà un problème, j'irais même jusqu'à conseiller de placer le lit en lui donnant la même orientation nord-sud !

**Déshydratation**

Même si partout vous entendrez « qu'il ne faut jamais réveiller un bébé qui dort », les 48 premières heures de vie d'un nouveau-né sont l'exception qui confirme la règle. Comme son corps perd beaucoup d'eau au cours des premiers jours de sa vie, il peut se déshydrater rapidement. Les nouveau-nés ont donc besoin de boire fréquemment et on doit les réveiller s'ils dorment trop longtemps. Votre médecin vous conseillera à quelle fréquence vous devriez faire boire votre bébé, en fonction de son poids à la naissance, de sa perte de poids et de son état de santé général.

**Dodo sur le canapé**

Ne laissez pas votre bébé dormir sur un canapé ou un canapé-lit ; il semble que cela augmenterait les risques de syndrome de mort subite du nourrisson (SMSN).

**Dodo sur le dos**

L'un des moyens les plus efficaces de prévenir le syndrome de mort subite du nourrisson (SMSN) consiste à coucher votre bébé sur le dos, que ce soit durant la sieste ou la nuit. Depuis que l'on recommande la position dorsale, les cas de SMSN ont diminué de moitié. Tout le monde – travailleurs en garderie, grands-parents, gardiens, oncles, tantes et amis –, tous doivent comprendre l'importance du dodo sur le dos pour les nourrissons. Quand le bébé est capable de se retourner seul sur le dos et sur le ventre, on devrait continuer de le coucher sur le dos, mais on peut aussi le laisser dormir dans la position de son choix. Plusieurs parents craignent que leur bébé ne s'étouffe avec ses régurgitations s'il reste sur le dos, mais des études ont démontré que la position dorsale n'augmente pas les risques de suffocation.

**Doudou**

Les objets de transition aident les bébés à se sentir moins seuls et à se détendre, à l'heure du dodo. Un doudou ne devrait cependant pas être laissé dans le lit, tant que le bébé n'est pas capable de se retourner de lui-même. Veillez à ce que l'objet soit sécuritaire. Les animaux en peluche ne devraient pas comporter de boucles, rubans, yeux ou tout autre élément collé ou cousu (même s'ils paraissent solidement fixés) ; ils peuvent représenter un grave danger. Vérifiez la solidité des coutures. Évitez les peluches rembourrées avec des billes, car elles représentent un important risque de suffocation. Heureusement, on peut trouver des peluches sécuritaires en quantité innombrable.

**Eau**

Offrir un biberon d'eau à la place du lait chaud peut parfois mettre un frein aux réveils nocturnes, comme si le bébé se disait : « À quoi bon me réveiller si je n'obtiens que de l'eau ? »

## Fausses croyances

Souvent, les parents croient qu'un problème de santé explique les changements qui surviennent dans les habitudes de sommeil de leur bébé. Voici quelques-unes des fausses croyances les plus répandues à ce sujet.

- *Si un bébé pleure quand vous le couchez, c'est qu'il a probablement une infection aux oreilles.* Selon mon expérience, si un bébé est tout à coup de bonne humeur dès que vous le prenez, les maux d'oreilles ne sont pas en cause.
- *Si un bébé tire ses oreilles, c'est qu'il a mal.* Si le bébé va bien et qu'il n'a pas de propension aux otites, il sera plus probable qu'il perce des dents ou explore simplement ses oreilles, plutôt que de souffrir d'une infection.
- *Un bébé qui a beaucoup de gaz a besoin d'un autre type de lait maternisé.* Alors qu'un bébé va bien et qu'il prend du poids convenablement, il n'y a aucune raison de faire un tel changement. Peu importe la marque de lait maternisé, le bébé risquera toujours d'avaler de l'air. Cependant, il serait davantage indiqué d'envisager l'achat d'un autre type de biberon ou d'une tétine conçue pour éviter que les bébés avalent de l'air.
- *Si mon bébé ronfle, c'est que ses végétations adénoïdes doivent être trop volumineuses.* Les jeunes bébés préfèrent respirer par le nez, en particulier la nuit. Leurs minuscules cavités nasales s'irritent, ce qui entraîne une respiration plus encombrée qui peut ressembler aux ronflements. Les végétations adénoïdes ne sont habituellement pas une source de problèmes avant l'âge de un an ; elles sont trop petites pour cela.
- *Mon bébé doit avoir faim ou mal quelque part, sinon, il ne se réveillerait pas ainsi en pleine nuit.* Je suis sûre que vous savez maintenant que les bébés se réveillent brièvement à quelques

reprises durant la nuit et que s'ils se mettent à pleurer, c'est parce qu'ils n'ont pas appris à se rendormir tout seuls.

- *Mon bébé mordille tout ce qui lui tombe sous la main; il doit donc faire ses dents.* Neuf fois sur 10, la percée des dents n'est pas en cause. Les bébés commencent à explorer le monde qui les entoure en mettant tout, y compris leur poing, dans leur bouche. (Voir «Percée des dents» pour plus d'informations.)

### Fièvre

Un bébé qui a de la fièvre a besoin de plus de liquide, de câlins et de réconfort. Il se peut que vous deviez nourrir votre bébé à plusieurs reprises durant la nuit, en particulier s'il ne s'est pas bien alimenté durant la journée. Évidemment, le confort et le bien-être de votre bébé seront vos priorités absolues jusqu'à ce qu'il aille bien. (***Alerte rouge:*** Informez-vous à l'avance auprès de votre médecin quant aux soins à apporter aux bébés en cas de fièvre, de façon que vous sachiez quoi faire si cela se produit et à quel moment il est préférable de recourir à de l'assistance médicale.)

### Gadgets, bidules et autres machins à la mode

On dit qu'il faut tout un village pour élever un enfant, mais il semblerait plutôt qu'il faut un entrepôt rempli de gadgets pour équiper un bébé. Tout cet attirail est-il *vraiment* nécessaire? Avant de renégocier votre hypothèque, posons un regard critique sur ce qui est utile, ce qui ne l'est pas tellement et ce qui risque même de vous nuire.

- *Moniteurs de surveillance.* Les moniteurs de surveillance pour bébé offrent la tranquillité d'esprit. De plus, ces gadgets proposent une fonction interphone grâce à laquelle vous pouvez répondre à votre enfant et le rassurer sans avoir besoin de vous rendre dans sa chambre. Ce n'est pas tout! Vous pouvez même activer à distance un vibrateur placé sous le matelas.

Étrangement, aucune étude sérieuse n'a encore été réalisée pour évaluer l'utilité de ces inventions. Je me suis donc tournée vers les parents que je rencontre dans le cadre de ma pratique, afin de recueillir leurs témoignages. Voici un aperçu de leurs réponses les plus courantes :

CHRISTINE : « Je ne pourrais concevoir ma vie sans moniteur pour bébé. J'aime savoir ce qui se passe quand j'ai le dos tourné. »

JEAN-FRANÇOIS : « Je dors mieux quand j'entends chacune des respirations de mon fils. Nous avons acheté le modèle avec émetteur, de style émetteur-récepteur portatif, mais nous utilisons rarement cette fonction. Nous avons l'impression que ce serait comme si on le narguait : "Je peux t'entendre, mais je ne peux pas te voir." »

VIVIANE : « Le moins qu'on puisse dire, c'est que je suis de nature inquiète. Je me suis donc procuré un moniteur qui permet de voir et d'entendre mon bébé. J'ai pensé qu'il serait bien de pouvoir parler à mon petit bonhomme depuis ma chambre. Mon fils adore le matelas vibrant et il se calme souvent sans que j'aie besoin d'intervenir, pourvu que je le mette en marche à temps. »

LOUIS : « J'adore pouvoir entendre respirer ma princesse et elle adore pouvoir m'entendre. »

BRICE : « Chaque fois que j'actionnais le matelas vibrant, mon fils se mettait à pleurer, alors j'ai arrêté. »

De toute évidence, comme chaque bébé est unique et réagit différemment, il est impossible de prédire si certaines fonctions seront utiles ou non.

- *Balançoires à piles.* Les nouveau-nés ont besoin de mouvements autant que les mamans ont besoin de sommeil. La balançoire est la solution rêvée pour aider un bébé à se détendre avant le dodo.

- *Sauteuses ou exerciseurs.* Comme la plupart d'entre nous ne pouvons pas bénéficier des services d'une multitude de congénères, il est pratique d'avoir un endroit où l'on peut déposer le bébé en sécurité de temps en temps. Prière de vous rappeler, cependant, que l'exerciseur n'est pas un lit.
- *Sous-pattes pour lits de bébé*[13]. Ces sous-pattes sont destinées à soulever la tête du lit d'environ 5 cm. Lorsque le bébé est congestionné, soulever le lit permet d'éviter que les sécrétions ne s'écoulent dans sa gorge. Autrement, cette élévation de 5 cm n'est pas d'une grande utilité.
- *Mobiles.* Étant donné qu'un nouveau-né ne voit pas plus loin que 20 à 30 cm devant lui, la vue d'un mobile permet de le sécuriser alors que tout est flou autour. Ce centre d'attention calme le bébé et lui permet de s'abandonner au sommeil. Rappelez-vous toutefois que l'on doit ranger le mobile lorsque le bébé est capable de s'étirer pour attraper les objets. Une dernière recommandation : n'utilisez pas la boîte à musique intégrée au mobile pour endormir votre bébé, car cela se transformera en habitude qu'il faudra corriger un peu plus tard.
- *Gradateurs.* Tout ce qui peut contribuer à aider le bébé à faire la différence entre le jour et la nuit est une bonne chose. Les gradateurs vous permettront d'atténuer la lumière, la nuit, de façon que le bébé sente bien que le jour n'est pas encore levé.
- *Balançoires-berceaux.* Les balançoires-berceaux à piles, de même que les modèles munis d'un ressort pour créer un mouvement plus naturel, apaisent les tout petits bébés, particulièrement au cours des premiers mois de la vie, c'est-à-dire lorsque la belle époque où ils nichaient dans le ventre de leur mère leur manque. À partir du début de la PP, ces accessoires ne devraient être utilisés que pour la détente et non pour le dodo. Voir <www.ambybaby.com> pour des modèles à mouvement automatisé.

- *Side-bed.* Le berceau Co-Sleeper® est un lit pour bébé qui s'attache à celui de maman et papa. En fait, c'est encore mieux que le cododo. Vous bénéficiez de tous les avantages du cododo, sans les dangers qui y sont associés. Pour ceux qui veulent emprunter la voie du cododo, le Co-Sleeper® est une ingénieuse solution de rechange.
- *Cale-bébé.* L'aspect sécuritaire de ces accessoires n'a pas été testé. Je ne les recommande pas.
- *Couverture d'emmaillotage.* Les bébés dorment mieux et plus longtemps lorsqu'ils sont bien emmaillotés. Si vous avez de la difficulté à emmailloter correctement votre bébé, songez à vous procurer des ensembles à emmaillotage prévus à cet effet. Ils simplifient énormément l'opération.
- *Gigoteuse.* Elles sont mignonnes, mais sont-elles vraiment nécessaires ? Seulement si elles vous offrent la tranquillité d'esprit.

### Gardien(ne) d'enfants

Malheureusement, 20 % des cas de syndrome de mort subite du nourrisson (SMSN) surviennent lorsque la garde des bébés est confiée à une tierce personne. Les risques de SMSN sont de 18 à 20 fois plus élevés lorsque les gardien(ne)s couchent les bébés sur le ventre alors qu'ils ont l'habitude de dormir sur le dos. Toutes les personnes à qui vous confiez la garde de votre bébé doivent être informées de la nécessité de coucher les nourrissons en position dorsale.

### Gaz, flatulences

Votre bébé se réveille-t-il la nuit en raison de douleurs dues aux gaz ? À la base, trois raisons en expliquent la cause : 1. le bébé avale de l'air en tétant ou en pleurant ; 2. problèmes de digestion (souvent dus à une intolérance au lactose ou à une allergie aux protéines du lait) ; 3. effet naturel de la digestion. Il est évident que la majorité des bébés se réveillent la nuit parce qu'ils ne savent pas encore comment se rendormir par eux-mêmes et non parce qu'ils ont trop de gaz. Voici les trois questions-clés que je pose aux parents afin de déterminer si ce sont les gaz qui sont à l'origine d'un problème de sommeil.

- Votre bébé semble-t-il avoir des douleurs dues aux gaz durant la journée ? Sinon, il est peu probable que les gaz le tiennent réveillé durant la nuit.
- Votre bébé se calme-t-il quand vous le prenez ? Si tel est le cas, il est peu probable que votre bébé souffre d'un excès de gaz.
- Un médicament antiflatulent règle-t-il le problème ? Si oui, il est alors probable que votre bébé souffre d'un excès de gaz.

Ce qui confond le plus souvent les gens, c'est le fait que les bébés semblent souffrir physiquement lorsqu'ils pleurent. Ils agitent frénétiquement leurs petites jambes, cambrent le dos et leur visage devient cramoisi. Il est courant que les gaz affectent les jeunes bébés et le problème s'estompe de lui-même généralement vers l'âge de deux mois. Même si les gaz ne réveillent pas nécessairement votre bébé, voici quelques trucs permettant de soulager son bedon.

- *Rots de première classe.* Essayez différentes techniques de rots. La façon que je préfère est celle du « menton dans la main ». Tenez votre bébé droit, dos à vous, et soutenez son menton dans le creux de votre main. Tapotez son dos de haut en bas et de bas en haut jusqu'à ce que le rot émerge.
- *Ralentissez la tétée.* Prendre des pauses durant la tétée afin de faire faire le rot permet de réduire les gaz.
- *Antiflatulents en gouttes.* Des études ont démontré que les antiflatulents que l'on trouve en vente libre ne sont pas efficaces ; cependant, de nombreux parents ne jurent que par eux.

***Signaux d'alarme! Consultez votre médecin si votre bébé a des gaz s'accompagnant de:***

- selles liquides et nauséabondes;
- faible prise de poids;
- vomissements;
- irritabilité;
- problèmes de sommeil, en plus des symptômes mentionnés ci-dessus.

## Habitude de se cogner la tête

Les parents se demandent si leur enfant n'a pas un problème sur le plan émotionnel ou mental lorsqu'ils voient celui-ci se frapper la tête volontairement. Mais croyez-le ou non, ce mouvement rythmique apaise les jeunes enfants. Se cogner la tête à répétition contre les barreaux ou la tête du lit les aide à s'endormir. Cela ne nuira pas à la croissance du cerveau ni ne causera de maux de tête. Il n'y a donc aucune raison d'empêcher bébé de se cogner la tête. Les bébés qui se cognent ainsi la tête pour s'endormir abandonnent généralement ce comportement entre 18 et 30 mois. (Par contre, si votre bébé se frappe la tête lorsqu'il est frustré ou s'il présente des retards dans son développement, glissez-en un mot à votre médecin.) Si vous ne pouvez pas supporter cette habitude, essayez cette astuce mise au point par l'une de mes patientes: «Chloé, ma fille de 18 mois, se cognait le crâne contre la tête du lit pendant une bonne vingtaine de minutes avant de s'endormir. Un matin, après avoir découvert un bleu sur son front, j'ai décidé que c'en était trop. J'ai placé un métronome dans sa chambre et je l'ai réglé au rythme de ses coups de tête. Cela n'a pas permis d'éliminer complètement cette habitude, mais elle a considérablement diminué. Alléluia!»

### Hospitalisation

En matière d'habitudes de sommeil, les régressions sont inévitables après une hospitalisation. Accordez-vous du temps, ainsi qu'à votre bébé, pour récupérer avant de vous remettre à l'entraînement au sommeil. En attendant, réfléchissez bien à la manière d'agir à ce sujet : Plus vous permettrez la prise de mauvaises habitudes, plus l'ajustement sera difficile lorsque vous reprendrez cet entraînement.

### Intolérance au lactose

Quand un bébé se réveille en hurlant, plusieurs parents croient que c'est parce qu'il a des gaz causés par une intolérance au lactose. L'intolérance au lactose est une incapacité à digérer le lactose, un sucre que l'on trouve dans le lait de vache, le lait maternel et les produits laitiers. Un individu aux prises avec une intolérance au lactose ne produit pas d'enzymes lactase en quantité suffisante pour digérer le lactose. Le lactose non digéré se dépose dans les intestins et provoque gaz, ballonnements, crampes à l'estomac, diarrhée et irritabilité. Heureusement, les cas de réelle intolérance au lactose sont très rares durant la petite enfance. Cependant, certains bébés souffrent d'une intolérance fonctionnelle au lactose, c'est-à-dire que l'enzyme lactase est présente, mais qu'elle ne fonctionne pas à pleine capacité. Il s'agit alors d'un problème temporaire qui se résorbera de lui-même après quelques mois. Les bébés nourris au lait maternisé souffrant d'une réelle intolérance ou d'une intolérance fonctionnelle au lactose vont bénéficier des bienfaits du lait maternisé sans lactose. Pour les bébés nourris au sein qui présentent une intolérance au lactose, il serait préférable de vider complètement un sein avant d'offrir l'autre, afin de s'assurer qu'il prenne le lait gras de fin de tétée.

***Signaux d'alarme ! Consultez votre médecin si votre bébé :***

- a des gaz et des ballonnements 24 heures par jour, 7 jours par semaine ;
- vomit et crache (pas à la suite d'un rot ou parce qu'on l'a remué) ;
- semble plus irritable, particulièrement une demi-heure après le boire ;
- a des selles liquides et en pétarades ;
- dort mal, en plus de souffrir des symptômes mentionnés ci-dessus.

**Jumeaux**

Ne laissez jamais plus d'un bébé dormir dans le même lit. Jamais !

**Lait maternisé**

Il est arrivé quelquefois qu'une maman qui allaite me demande : « Mon bébé dormira-t-il plus longtemps si je lui donne un biberon de lait maternisé au moment d'aller au lit ? » À partir de l'âge de six mois (ou avant), la plupart des bébés se réveillent non pas parce qu'ils ont faim, mais parce qu'ils ne possèdent pas les habiletés nécessaires pour se rendormir tout seuls. Alors, non, malheureusement, un biberon à l'heure du dodo n'aura pas d'effet sur la durée de son sommeil.

**Langage des signes**

Si votre bébé est capable d'envoyer la main pour dire au revoir ou de secouer la tête pour dire non, c'est qu'il utilise déjà le langage des signes. Grâce aux gestes, les bébés peuvent facilement communiquer. Le langage des signes permet aux bébés d'exprimer leurs besoins directement, nous évitant de jouer constamment aux devinettes. Même si vous n'avez pas l'intention d'enseigner à votre enfant un riche vocabulaire gestuel, songez tout de même à lui apprendre les mots « j'ai sommeil » et « lit ». Vous pouvez commencer cet apprentissage n'importe quand avant l'apparition de ses premières paroles. La plupart des bébés ne possèdent pas le contrôle moteur nécessaire au langage des signes avant l'âge de sept mois. Malgré tout, votre bébé sera capable de vous comprendre avant d'être en mesure de communiquer lui-même par les signes. Pour en apprendre davantage, visiter les sites Internet suivants : <http://commtechlab.msu.edu/sites/aslweb/browser.htm> ou <http://www.mybabycantalk.com/index.aspx>[14].

*Pour signifier « J'ai sommeil » :* Gardez la main ouverte, le pouce tendu, puis rabattez les doigts ensemble de haut en bas devant vos yeux pour évoquer leur lourdeur.

*Pour signifier « lit » :* Penchez la tête en l'appuyant sur la paume de votre main, comme si vous la posiez sur un oreiller.

Pour plus d'information au sujet du langage des signes, visitez le <www.signingbaby.com> ou procurez-vous une copie du livre *Baby Signs* de Linda Acredolo, Susan Goodwyn et Douglas Abrams.

## Lit d'eau

Ne laissez pas dormir votre bébé dans un lit d'eau. La surface de ces lits est trop molle et le bébé peut suffoquer s'il se retrouve sur le ventre.

## Maladie (voir aussi « Rhume »)

Un enfant malade ou fiévreux a besoin de boire plus que d'habitude, alors essayez de le faire boire davantage, le jour comme la nuit. Dès qu'il commence à mieux se porter, reprenez l'apprentissage du sommeil sans tarder. Plusieurs parents font l'erreur de se dire : « Mon bébé avait l'habitude de faire ses nuits, alors avec le temps, il reviendra à ses anciennes habitudes. » Rappelez-vous que votre bébé a besoin que vous le guidiez et non l'inverse.

### Mal d'oreille

Lorsqu'un parent croit que son bébé dort mal en raison d'une otite, je lui demande : « Votre bébé est-il de bonne humeur durant la journée ? » Si la réponse est oui, alors je sais qu'une otite n'est pas la source du problème. Les maux d'oreilles n'apparaissent et ne disparaissent pas comme ça, entre le jour et la nuit. Ou bien il y a une infection, ou bien il n'y en a pas. Je vous le concède, la douleur est plus vive lorsque le bébé est couché, mais elle sera tout de même présente le reste du temps. Cela dit, dans le doute, laissez votre médecin y jeter un coup d'œil.

### Massage

Même s'il est difficile de trouver des études fiables sur le massage et ses effets sur le sommeil, la recherche suggère à l'heure actuelle que les bébés qui ont été massés durant 15 minutes avant le coucher ont moins de problèmes de sommeil. (Voir les instructions par étapes page 75. Et pourquoi ne pas en donner un à votre bébé ce soir ?)

### Matériel d'occasion

Afin de vous assurer que le matériel d'occasion (meubles, accessoires, etc.) que l'on vous a prêté ou que vous avez acheté est sécuritaire, consultez la section « Sécurité des produits de consommation » du site Internet de Santé Canada : <http://www.hc-sc.gc.ca/cps-spc/index_f.html>.

### Mobiles

Les petits bébés adorent les mobiles. Ceux que l'on vend en magasin devraient répondre aux exigences de sécurité qui limitent la longueur des fils (pas plus de 18 cm) et donc les risques d'étranglement. Attention, toutefois, aux vieux mobiles, ceux qui ne sont pas conçus pour être fixés à un lit d'enfant ou qui sont de fabrication artisanale. Pour des raisons de sécurité, on devrait retirer le mobile avant que le bébé soit capable de s'asseoir. Il vaudrait mieux, même, enlever le mobile quand commence la PP, pour éviter que votre bébé n'en devienne dépendant.

**Nouveau-né**

Quand considérons-nous qu'un nouveau-né n'est plus un nouveau-né ? Si vous cherchez *nouveau-né* dans le dictionnaire, la définition la plus répandue sera : « Enfant nouvellement né, habituellement âgé de moins d'un mois. » Bien qu'exacte, cette définition sommaire ne fait pas état de la croissance phénoménale survenant durant les premières semaines de la vie et qui distingue les nouveau-nés des bébés. De plus, avec la fin de ce stade de développement, c'est la PP qui commence.

**Obstacles**

Plusieurs idées paraissent fantastiques sur papier, mais lorsqu'on tente de les mettre en pratique, on se heurte à la réalité du quotidien. Par exemple, ce ne sera pas facile de faire faire la sieste à votre bébé s'il est temps de passer prendre votre plus vieux à la garderie. Ce ne sera pas facile de prendre tout le temps nécessaire pour charmer votre bébé jusqu'au sommeil quand vous avez dû rapporter des tonnes de travail du bureau et que ce travail est attendu pour le lendemain. De nos jours, la vie est remplie de complications, mais ne laissez pas les tracas du quotidien faire obstacle et vous empêcher de faire ce qu'il y a à faire de votre mieux.

**Oreillers**

Les bébés *ne devraient pas* dormir avec un oreiller, même si l'oreiller est petit et plat, même si l'enfant est enrhumé et qu'on souhaiterait élever sa tête. Si vous partagez votre lit avec bébé, il faudra le garder loin de tout oreiller, couverture ou doudou.

**Otite (voir « Mal d'oreille »)**

**Partage du lit parental (ou « cododo »)**

Plutôt que de débattre des mérites du « cododo », concentrons-nous sur l'aspect sécuritaire. Voici 10 façons de faire dormir bébé dans votre lit en toute sécurité.

- Ne laissez jamais un bébé dormir dans un lit d'eau.
- Envisagez l'utilisation d'un *side-bed* (voir page 211).
- Ne vous endormez pas sur le canapé avec votre bébé à vos côtés.
- Laissez votre bébé emmailloté toute la nuit.
- Ne laissez aucun espace entre le matelas et le mur ou la tête de lit.
- N'utilisez aucun oreiller, peluche ou autre doudou pouvant contribuer aux risques de suffocation de votre bébé.
- Couchez votre bébé sur le dos, même si vous dormez près de lui.
- Ne dormez pas avec votre bébé si vous prenez des médicaments pouvant causer de la somnolence ou si vous avez consommé de l'alcool.
- Sachez que les risques liés au cododo semblent plus élevés lorsque le bébé dort avec quelqu'un d'autre que ses parents (ou d'autres enfants).
- Ne faites pas dormir un bébé à proximité de rideaux ou de stores munis d'un cordon pendant.

**Percée des dents**

L'une des erreurs les plus courantes que font les parents consiste à mettre à peu près tout sur le compte de la percée des dents, y compris les problèmes de sommeil. Cela dit, plusieurs bébés percent leurs dents sans aucune douleur, alors que d'autres ont mal aux gencives. Durant la journée, il est plus facile pour un bébé de se distraire, mais la nuit, seul dans son lit, la douleur aux gencives peut devenir insupportable. Afin de soulager les gencives douloureuses et d'épargner le sommeil de tout le monde, essayez les frottements et le froid. Par exemple, frottez doucement les gencives ou les dents de votre bébé avec un doigt ou, encore mieux, avec quelque chose de froid comme une banane congelée ou un gant de toilette refroidi. Une sucette bien froide peut également faire des merveilles. Si ces trucs ne soulagent pas votre bébé, vous pouvez utiliser un analgésique. Voici trois indices fiables confirmant la percée des dents :

- *Gencives bombées :* Le bout des dents prêtes à percer est facile à apercevoir. Les dents du bas, au centre, sont habituellement les premières à apparaître.
- *Salivation :* Votre bébé bave plus que d'habitude.
- *Chichi :* Votre bébé est irritable et plus difficile à réconforter.

***Alerte rouge :*** Consultez votre médecin si vous ne parvenez pas à consoler votre enfant ou s'il a de la fièvre, et ne nouez jamais un anneau de dentition autour de son cou.

## Phases du sommeil

Il y a deux types de sommeil : le sommeil paradoxal et le sommeil lent.

### *Sommeil paradoxal*

Il s'agit de la phase de sommeil léger durant laquelle les rêves surviennent. Les bébés dorment en moyenne 16 heures par jour, dont la moitié est en phase de sommeil paradoxal. Les enfants plus âgés et les adultes dorment non seulement moins que les bébés, mais leurs phases de sommeil paradoxal sont en moindre proportion.

### *Sommeil lent*

Le sommeil lent comprend quatre stades :

- *1er stade :* Somnolence (paupières lourdes, peut ouvrir et fermer les yeux ; assoupissement) ;
- *2e stade :* Sommeil léger (le bébé peut sursauter ou tressaillir en émettant un son) ;
- *3e stade :* Sommeil profond (le bébé est calme et immobile) ;
- *4e stade :* Sommeil très profond (le bébé est calme et parfaitement immobile).

### Pleurs

Un nouveau-né ne peut pas vous dire pourquoi il pleure, car il ne le sait pas lui-même. Tout ce qu'il sait, c'est qu'il n'est pas bien. Durant les premiers mois de la vie, jusqu'à ce que commence la PP, il est difficile de distinguer différents types de pleurs. Surtout, ne vous en faites pas si vous n'arrivez pas, au début, à comprendre ceux de votre bébé. Des recherches effectuées en Finlande ont démontré que même des infirmières puéricultrices, à qui l'on avait demandé d'écouter un enregistrement de sons émis par différents bébés affamés, inconfortables ou contents, avaient été capables d'identifier correctement *pourquoi* les bébés pleuraient *seulement une fois sur deux.* Si les professionnelles en la matière ne sont pas de parfaites interprètes des pleurs de bébé, pourquoi devriez-vous vous attendre à l'être ? Lorsqu'un bébé sort de sa bulle, vers l'âge de trois mois, il utilise des pleurs différents pour exprimer des états différents et – Dieu merci – il devient beaucoup plus facile de deviner ce qu'il veut. (Les appareils permettant d'analyser les pleurs d'un bébé figurent parmi les produits les plus insolites sur le marché. Ne dépensez pas votre argent inutilement et fiez-vous à votre instinct.)

**Pouce**

Même si l'on devrait offrir une sucette aux bébés au coucher, sucer son pouce est un moyen qui aide le bébé à dormir durant la nuit. À mon humble avis, laisser un bébé sucer son pouce lui permet de gérer ses émotions et ainsi de dormir mieux, plus longtemps et plus profondément.

**Rasades**

L'une des meilleures façons de vous rassurer si vous craignez que votre bébé ait faim durant la nuit consiste à lui servir une dernière rasade avant de vous coucher. La majorité des bébés sont suffisamment assoupis pour qu'on les tire doucement du lit ou les soulève pour leur donner à boire sans les réveiller complètement.

**Régressions**

L'une des difficultés dont les parents se plaignent le plus souvent à mon cabinet a trait au bébé qui dormait bien jusqu'à ce qu'il tombe malade, qu'il ait été amené en vacances, qu'il ait été vacciné ou qu'il ait développé une nouvelle habileté. Comme je le dis toujours dans le cadre de ma pratique, si un bébé perd ses bonnes habitudes, il a besoin qu'on les lui rappelle !

**Retourner (se)**

Après avoir passé des mois à insister pour que votre bébé dorme sur le dos, viendra un temps où vous ne pourrez plus lui imposer une position. Fort heureusement, cela survient généralement au moment où les risques de syndrome de mort subite du nourrisson (SMSN) diminuent. N'utilisez pas d'oreiller ou de cale-bébé pour forcer votre bébé à dormir sur le dos. Dès qu'il est capable de se retourner sur le côté ou sur le ventre après avoir été couché sur le dos, il peut dormir dans la position de son choix en toute sécurité. (Il est intéressant de constater que les bébés se retournent plus tard, soit vers l'âge de sept mois, maintenant qu'on les fait dormir sur le dos.)

### Réveil matinal

Il est parfois possible de gagner quelques minutes de sommeil en prime en encourageant le bébé à s'amuser tranquillement dans son lit, lorsqu'il se réveille le matin. Cela se produira tout naturellement si vous retardez votre entrée dans sa chambre, avant de commencer la journée. Plusieurs parents essaient de coucher leur bébé tard le soir, dans l'espoir qu'il fera la grasse matinée, mais cela fonctionne rarement. Le cerveau des bébés capte les bruits matinaux (circulation automobile, chants d'oiseaux), même en dormant. Une façon de contourner cet obstacle : s'assurer qu'il y a un bruit blanc dans la chambre toute la nuit et y maintenir l'obscurité.

### Réveils partiels

Le sommeil présente des phases en alternance, des stades légers et profonds. En phase de sommeil léger, il est normal que le bébé se réveille brièvement, bouge et gémisse un peu, mais avec la méthode « Enfant do », on lui apprend à se détendre et se rendormir rapidement. Tous les livres consacrés au sommeil des nourrissons prétendent que les bébés ont créé de mauvaises associations, ce qui les empêche de faire leurs nuits. Espérons que vous avez pu profiter de la PP et que vous avez su donner de bonnes habitudes de sommeil à votre bébé au bon moment.

### Rhume

Les bébés souffrant d'un rhume sont généralement de moins bonne humeur et dorment mal. Les rhumes mettent les bébés à dure épreuve puisqu'ils ne peuvent plus respirer par le nez et qu'on ne peut pas vraiment les moucher. Il ne faudra pas se surprendre si un bébé enrhumé perd tout à coup les bonnes habitudes de sommeil qu'il avait acquises.

| CONSULTEZ VOTRE MÉDECIN SI VOTRE BÉBÉ... | |
|---|---|
| **De 0 à 4 mois** | **De 4 mois à 1 an** |
| A de la fièvre. | A de la fièvre depuis plus de 48 heures. |
| Tousse, s'étouffe ou vomit. | Tousse, s'étouffe ou vomit. |
| Boit peu ou mouille moins souvent ses couches que d'habitude. | Boit peu ou mange peu, ou mouille moins souvent ses couches que d'habitude. |
| Est irritable, moins actif ou ne vous regarde pas dans les yeux. | Se montre difficile, même quand vous le prenez, semble apathique ou pleure sans arrêt. |
| Ses symptômes persistent depuis quelques jours ou empirent. | Les symptômes du rhume persistent depuis plus d'une semaine ou empirent plutôt que d'aller en diminuant. |
| Sa respiration est superficielle, rapide ou laborieuse, ou vous entendez des sifflements ou autres bruits aigus. | Sa respiration est superficielle, rapide ou laborieuse ou vous entendez des sifflements ou autres bruits aigus. |
| Vous êtes inquiet. | Vous êtes inquiet. |

Comme vous le savez, il n'existe aucun remède permettant de guérir les rhumes, mais il y a moyen d'augmenter le niveau de confort du bébé. Voici huit remèdes maison qui pourront aider votre bébé enrhumé à mieux dormir.

1. ***Surélevez la tête du lit.*** Les cavités nasales de votre bébé seront moins bouchées si vous mettez à profit la gravité. Ne déposez jamais d'oreiller dans un lit d'enfant. Au lieu de cela, placez-en un petit sous le matelas, en veillant à ce qu'il reste bien ajusté au lit et que vous ne puissiez passer plus de deux doigts entre le matelas et le caisson du lit.
2. ***Utilisez un aspirateur nasal.*** Puisqu'un bébé ne peut pas se moucher, pour dégager son nez, humidifiez les sécrétions avec une solution saline, puis retirez-les à l'aide d'une poire nasale

ou d'un aspirateur pour le nez. Il se sentira mieux et pourra dormir plus longtemps si ses voies nasales sont dégagées. (Lorsque vous utilisez une poire nasale, pressez la poire pour en faire sortir l'air avant d'insérer doucement l'embout dans une narine, puis relâchez-la lentement ; répétez l'opération au besoin. Mais attention : une utilisation trop fréquente peut finir par irriter les parois nasales du bébé.)

3. ***Donnez-lui du bouillon de poulet.*** Si votre bébé est assez vieux, offrez-lui du bouillon de poulet. La recherche laisse entendre qu'il aurait des propriétés anti-inflammatoires qui freinent la production de sécrétions. De plus, le bouillon de poulet aurait quelque chose de magique, des vertus curatives que la science ne peut pas expliquer.
4. ***Soyez sélectif dans le choix des médicaments.*** Voici une vue d'ensemble des choix qui s'offrent à vous sur les tablettes des pharmacies :
   - ***Médicaments contre le rhume***

     Les médicaments contre le rhume contiennent un mélange d'antihistaminique et de décongestionnant, dont les effets indésirables peuvent aller de l'hyperactivité à l'insomnie, en passant par l'irritabilité. Je ne recommande pas l'usage de ces produits chez les bébés.
   - ***Sirops contre la toux***

     La toux est bénéfique, car elle permet de dégager les poumons. Il n'est donc pas souhaitable de l'enrayer à l'aide de sirops. Il vaut mieux soulager une toux persistante en humidifiant l'air de la chambre du bébé, ce qui permettra de liquéfier les sécrétions. (Nettoyez l'humidificateur tous les jours, afin de prévenir la prolifération de moisissures et de bactéries.)

- ***Produits décongestionnants***

  Je ne les recommande pas pour les bébés. Les produits décongestionnants assèchent les nez bouchés, ce qui facilite la respiration, mais les effets indésirables sont nombreux et désagréables. Les bébés à qui on en donne peuvent devenir agités et anxieux ; leur pouls peut s'accélérer et ils peuvent avoir de la difficulté à dormir.

- ***Gouttes nasales (décongestionnant)***

  On ne devrait jamais administrer un décongestionnant nasal à un bébé, parce qu'une trop grande quantité de médicament peut être absorbée à travers la muqueuse nasale.

- ***Gouttes nasales (solutions salines)***

  Si votre bébé dort bien et boit bien, il vaut mieux laisser son petit nez tranquille. Par contre, si le sommeil ou les repas sont problématiques, les gouttes d'eau saline peuvent s'avérer utiles. Pour aider votre bébé à mieux respirer, laissez tomber une ou deux gouttes à la fois dans une narine, puis aspirez.

5. ***Utilisez un humidificateur à brume fraîche.*** L'air humide permet aux sécrétions de rester plus fluides. C'est la raison pour laquelle l'emploi d'un humidificateur dans la chambre du bébé peut aider. (Afin de prévenir les moisissures, assurez-vous de changer l'eau tous les jours !) À défaut d'un tel appareil, vous pouvez vous rendre dans la salle de bains, fermer la porte et faire couler l'eau chaude de la douche. Laissez votre bébé respirer la vapeur une dizaine de minutes, deux fois par jour.
6. ***Soulagez les nez rouges et irrités.*** Un bébé à son aise dormira mieux. Il est possible de prévenir les nez rouges et irrités en appliquant une bonne couche de gelée de pétrole sous le

nez. Essuyez également le nez de votre bébé avec des mouchoirs extradoux ou des lingettes en tissu.

7. ***Câlins.*** Il n'y a rien de mieux qu'un bon câlin pour apaiser un bébé qui n'est pas bien. Souvent, les parents croient que leur bébé a mal aux oreilles parce qu'il se met à pleurer dès qu'ils le déposent dans son lit, mais la plupart du temps, votre petit ange a simplement envie de se retrouver là où il se sent le mieux, c'est-à-dire au creux de vos bras.
8. ***Boires courts et fréquents.*** Un jeune bébé enrhumé aura probablement du mal à boire et à respirer en même temps. Dans ce cas, on préconisera des boires plus courts, mais plus fréquents. Un bébé plus âgé, à qui l'on offre maintenant de la nourriture solide, peut manger tout ce qu'il veut, mais ne soyez pas étonné si le rhume a tendance à lui couper l'appétit. (***Note:*** Contrairement à la croyance populaire, il n'est pas nécessaire de couper le lait lorsque votre bébé est enrhumé. Cette croyance a fait l'objet de recherches scientifiques et le lait n'a pas pu être tenu responsable de l'augmentation des sécrétions.)

### Rythme circadien

Notre sommeil est régi par des cycles biologiques se répétant toutes les 24 heures environ. Il est intéressant de constater que l'horloge biologique des bébés se met en marche autour de l'âge de six semaines, juste au moment où la PP commence !

### Sécurité (lit)

Les lits d'enfant de fabrication récente satisfont assurément aux règles de sécurité. Pour être sûr que le berceau ou le lit de votre bébé est sécuritaire, rappelez-vous les quelques conseils ci-après. Si vous avez hérité d'un lit venant d'un membre de la famille ou d'un ami, assurez-vous qu'il est conforme aux normes de sécurité prescrites par le gouvernement.

Pour plus d'informations, consultez le site Internet de Santé Canada, <http://www.hc-sc.gc.ca/cps-spc/index_f.html>, ou adressez-vous aux renseignements généraux de Santé Canada, au 1 866 225-0709, ou à la Sécurité des produits de consommation, au 613 957-4467.

- Assurez-vous que le matelas est bien ajusté au lit, de façon qu'il n'y ait pas d'espace entre le matelas et les côtés du lit.
- Veillez à ce que les draps soient bien tendus et adaptés à la taille du matelas.
- Ne recouvrez pas le matelas d'une housse de plastique en raison des dangers de suffocation.
- Éliminez les rubans décoratifs, attaches, tours de lit et boucles.
- Ne suspendez pas d'objets que le bébé pourrait agripper et tirer vers lui.
- Ne laissez aucun oreiller dans le lit.
- N'utilisez pas de cale-bébé pour maintenir sa position dans le lit.
- Inspectez le lit au cas où il y aurait des pièces brisées ou manquantes.
- Vérifiez les espaces entre les barreaux du lit : ils ne doivent pas excéder 6 cm.
- Les poteaux de coin ne doivent pas dépasser de plus de 3 mm le dessus du côté le plus élevé du lit.
- La tête et le pied du lit ne devraient pas comporter d'ornements ou d'appliques pouvant se détacher.
- Un sceau de certification devrait être visible sur tout lit neuf.

**Siège d'auto**

Après avoir passé neuf mois bien nichés dans l'utérus, les jeunes bébés dorment souvent mieux lorsqu'ils sont emmaillotés. Même si dormir dans un siège d'auto peut sembler plutôt inconfortable, les bébés adorent se sentir étroitement enveloppés. Il n'est pas rare que les parents me demandent : « Laisser mon bébé dormir dans son siège d'auto pourra-t-il faire du mal à sa colonne vertébrale ou lui donner des torticolis ? » Si la réponse est non, il est cependant préférable qu'il dorme dans son lit. Les bébés qui dorment bien dans le siège d'auto sont des bébés qui préféreront être emmaillotés comme dans un cocon.

### Silence et tranquillité

Avant le début de la PP, le bébé a plus de chances de s'endormir dans une rue du centre-ville de New York que dans le coin le plus isolé d'une bibliothèque. Par contre, vers l'âge de deux mois, en pleine PP, les bruits de la maisonnée attirent l'attention du bébé et peuvent le réveiller en phase de sommeil léger. La meilleure façon d'éviter ces interruptions du sommeil consiste à couvrir les bruits de la maison par un bruit blanc.

### Solides (au coucher)

Il pourrait sembler logique qu'un léger goûter de céréales avant le dodo aide un bébé à dormir plus longtemps, mais il n'en est rien. Dans le cadre d'une recherche menée à Cleveland, on a étudié 106 bébés, divisés en deux groupes ; dans le premier groupe, on donnait aux bébés une portion de céréales avant le dodo à partir de l'âge de cinq semaines ; dans l'autre, ils en recevaient une à partir de cinq mois. Les parents devaient ensuite tenir un registre des habitudes de sommeil de leur bébé. La compilation des résultats n'a pas permis aux chercheurs de trouver une amélioration significative du sommeil des bébés dans un groupe comme dans l'autre. En fait, cela n'est qu'une question de gros bon sens : les bébés se réveillent lorsqu'ils ne parviennent pas à se rendormir d'eux-mêmes après leurs réveils partiels.

**Stimulations sonores (insuffisantes)**

Les plus jeunes bébés dorment mieux et plus longtemps lorsqu'ils sont bien emmaillotés et entourés de sons. Le manque de stimulation sonore peut les rendre littéralement fous, comme une démangeaison qu'on ne peut gratter.

**Sucette**

Si vous choisissez d'offrir une sucette à votre bébé, les conseils suivants vous permettront de le faire en toute sécurité.

- Optez pour un modèle en un morceau ; certains modèles peuvent se détacher en deux pièces.
- La partie extérieure de la sucette devrait comporter des trous, être faite de plastique résistant et être assez large pour ne pas entrer complètement dans la bouche du bébé.
- Choisissez la taille de sucette qui convient à votre bébé.
- Essayez des tétines de différentes formes jusqu'à ce que vous trouviez celle que votre bébé préfère. (Il n'y a toujours pas d'études concluantes permettant d'affirmer que les tétines orthodontiques sont meilleures.)
- Optez pour une sucette pouvant aller au lave-vaisselle.
- Lavez la sucette avant la première utilisation et, ensuite, de façon régulière, selon les recommandations du fabricant.
- Ne jamais, jamais nouer une sucette autour du cou ou du bras d'un bébé ou l'attacher à son lit, en raison des risques d'étranglement que cela représente.
- N'utilisez pas la tétine d'un biberon en guise de sucette, car si le bébé tète assez fort, la tétine peut se détacher de l'anneau, ce qui peut représenter un grave danger de suffocation.
- Remplacez la sucette si la tétine a changé de couleur ou est crevassée.
- Ne nettoyez pas la sucette en la passant dans votre bouche.

**Tempérament**

Certains bébés ont plus de facilité à s'endormir et à rester endormis que d'autres. Les parents d'enfants « faciles » donnent l'impression que l'apprentissage du sommeil est simple. En revanche, certains bébés sont extrêmement sensibles et d'humeur très changeante ; leur apprendre à dormir est une torture. Il importe de vous rappeler que le tempérament du bébé aura une influence sur sa capacité d'adaptation à chacune des étapes le menant à faire ses nuits. Puisqu'on ne peut pas changer le tempérament d'un enfant, on peut apprendre à l'apprécier et à en tirer parti.

**Température (chambre)**

Les risques de syndrome de mort subite du nourrisson (SMSN) augmentent lorsque le bébé a trop chaud. La température de la chambre devrait se situer entre 20 et 22 °C. N'habillez pas trop votre bébé et ne placez pas de couverture sur sa tête. Rappelez-vous que si vous êtes en nage, il en sera de même pour votre bébé.

**Tours de lit**

Les tours de lit ne sont plus recommandés, car ils représentent des risques importants d'étranglement, de suffocation, et le bébé peut s'y empêtrer et y rester coincé. En outre, ces bandes rembourrées nuisent à la libre circulation de l'air autour de l'enfant, ce qui augmente le risque de syndrome de mort subite du nourrisson (SMSN). Voici les autres dangers associés à l'utilisation des tours de lit :

- Les rubans servant à les attacher aux barreaux du lit peuvent être la cause d'étranglement et de suffocation.
- Un bébé agile pourrait s'en servir pour se hisser et tomber du lit.
- Les coutures défaites peuvent s'emmêler autour des doigts et des orteils.
- Les bandes mal adaptées au pourtour du lit peuvent être la cause de suffocation.

### Transpiration

Nombreux sont les bébés qui se réveillent tous les matins les cheveux complètement mouillés. Selon différentes études, le tiers des bébés transpirent la nuit. Seuls certains problèmes de santé, tels que l'apnée (voir «Apnée»), peuvent causer des suées nocturnes. Si votre bébé détrempé grandit et mange bien, il est peu probable que cela dénote un problème de santé. Il semble bien plus que ce soit une question de couvertures ou de vêtements trop chauds, ou d'une chambre à coucher qui rivalise avec un sauna.

***Signaux d'alarme! Consultez votre médecin si votre bébé transpire et:***

- fait de l'apnée du sommeil;
- ne prend pas suffisamment de poids;
- respire rapidement;
- mange peu;
- tousse constamment tous les jours.

### Travail (retour au)

Plusieurs bébés régressent, dans leurs habitudes de sommeil, lorsque maman retourne travailler. Ils se réveillent plus fréquemment comme s'ils voulaient dire: «Oh! maman, tu me manques tellement! Nous devrions être ensemble plus souvent!» Plusieurs mamans se sentent si coupables qu'elles croient que le moins qu'elles puissent faire, c'est de se rendre auprès de leur petit amour la nuit. Ainsi s'aventurent-elles malheureusement sur le terrain glissant des nuits blanches. La chose pourrait cependant être prise sous un autre angle. Lorsque maman retourne travailler, elle devrait s'attendre à des réveils plus fréquents et être disposée à rassurer, réconforter et câliner davantage son bébé, tout en le charmant jusqu'au sommeil.

**Vacances**

Un peu de planification vous permettra – vous et votre bébé – d'éviter de perdre les bonnes habitudes de sommeil. Pensez à l'organisation des dodos et demandez-vous si la question du sommeil durant les vacances soulèvera un problème à votre retour. Peut-être sera-t-il impossible de vous organiser exactement comme vous le souhaiteriez, mais plus vous vous préparerez, moins les régressions en matière de dodo se feront sentir. Essayez de reprendre votre vieille routine aussi vite que possible en rentrant à la maison.

**Vaccins**

L'Institute of Medicine s'est penché sur la question des vaccins afin de savoir s'ils augmentaient les risques de syndrome de mort subite du nourrisson (SMSN). Les chercheurs ont conclu qu'on ne pouvait pas prouver qu'il existait un lien direct entre la vaccination et le SMSN, la mort soudaine durant l'enfance ou la mort néonatale. Par contre, les vaccins peuvent rendre les bébés irritables, fiévreux et généralement maussades durant une période de 24 à 48 heures. Réconforter votre bébé doit alors être votre principal objectif pendant ce temps, mais reprenez votre routine le plus tôt possible.

**Veilleuse**

Les veilleuses sont apparemment sécuritaires. Selon une étude effectuée en 2001 et publiée dans le *British Journal of Ophtalmology*, il n'est pas possible d'établir un lien entre la myopie et l'utilisation des veilleuses.

**Vêtements de nuit**

Chaque année, les vêtements de nuit inappropriés sont en cause dans 200 à 300 cas de brûlures traités en urgence. Dès que les bébés peuvent se mouvoir, les pyjamas mal ajustés et les tissus très inflammables représentent un risque, à proximité de flammes, par exemple de bougies ou d'une cuisinière au gaz. Selon les normes nationales, les vêtements de nuit pour les bébés de neuf mois et plus devraient être fabriqués dans des tissus conçus pour les protéger des brûlures (avant que les bébés puissent se mouvoir, les risques d'exposition au feu sont minimes). Les vêtements de nuit doivent être en tissu ininflammable ou être bien ajustés. Plusieurs organismes et experts estiment que ces normes ne sont pas assez sévères; ils recommandent l'emploi de textiles ininflammables pour tous les âges et toutes les tailles. (***Note:*** Lisez bien les instructions de lavage afin de conserver les propriétés ignifuges de ces vêtements.)

### Yeux « à l'envers »

Les yeux d'un nouveau-né peuvent rouler « à l'envers » au moment où il s'endort, ou rester ouverts pendant le sommeil, les muscles des paupières n'étant pas encore très développés.

### Zombies

« Je suis tellement fatiguée que je ne suis même plus capable de penser. » Si cette description vous sied bien, votre manque de sommeil est nettement problématique. Si vous manquez de sommeil, il en va sûrement de même pour votre bébé! La méthode « Enfant do » peut vous venir en aide à tous les deux.

### Zone chauve

Parce qu'il dort toujours en position dorsale, il peut apparaître à l'arrière de la tête de votre bébé une zone où les cheveux sont rares ou absents. Lorsque le bébé commencera à s'asseoir, la chevelure se fera plus abondante et cette zone chauve disparaîtra complètement.

**NOTES :**

1. Organisme public chargé de la sécurité des autoroutes nationales aux États-Unis (NDT).

2. Fondation nationale pour le sommeil (NDT).

3. Centre d'intervention pour les troubles du sommeil chez les enfants (NDT).

4. « Douze heures de sommeil dès l'âge de douze semaines » (NDT).

5. « Saines habitudes de sommeil, enfant heureux » (NDT).

6. « Comment résoudre les problèmes de sommeil de votre bébé » (NDT).

7. Titre exact : *30-Minute Get Real Meals* (NDT).

8. *Fight-or-Flight response* (NDT).

9. Ces lits sont appelés *side-bed* en référence aux *side-cars* des motocyclettes. L'auteur suggère ici de visiter le site Internet <www.armsearch.com> (NDT).

10. Agence indépendante créée par le gouvernement américain pour veiller à l'aspect sécuritaire des produits de consommation (NDT).

11. Personnage des *Peanuts* créé par Charles Schulz, où l'on retrouve les Snoopy, Charlie Brown et compagnie (NDT).

12. En anglais, *The First Years Nature's Lullaby Player* (NDT).

13. *Crib Blox*, en anglais (NDT).

14. Ces sites Internet sont en anglais. En français, vous pouvez notamment consulter : <www.signes-bebe.com> (NDT).

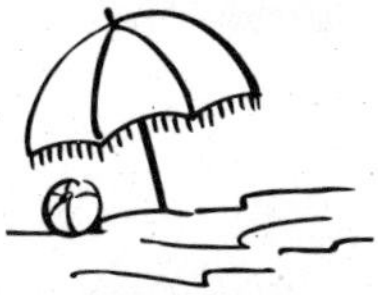

# TABLE DES MATIÈRES


Lettre à papa et maman : Finie, la guerre des berceaux ! ........ 9

**INTRODUCTION**
En quoi consiste la méthode « Enfant do » ? ........ 11

**PREMIÈRE PARTIE : REGARDE QUI NE DORT PAS !**

**Chapitre 1**
Les dangers du manque de sommeil........ 15

**Chapitre 2**
Les trois principales théories sur le sommeil...
et comment elles compliquent les choses........ 37

**Chapitre 3**
Les erreurs que les parents dévoués commettent
malgré eux........ 47

**Chapitre 4**
Vivre et survivre avant la période propice........ 65

**DEUXIÈME PARTIE : REGARDE QUI DORT TOUTE LA NUIT !**

**Chapitre 5**
Se préparer à la méthode « Enfant do » ........ 83

**Chapitre 6**
Première étape : Prêt pour la PP !
Reconnaître la période propice et savoir en profiter ........ 91

**Chapitre 7**
Deuxième étape : Créer des routines agréables
à l'heure du dodo — la mise en scène de votre succès ........ 105

**Chapitre 8**
Troisième étape : Charmez votre bébé jusqu'à
le plonger dans un sommeil ravi ........ 127

**Chapitre 9**
Quand les choses vont mal ........ 141

**Chapitre 10**
La grève de la sieste ........ 155

**Chapitre 11**
On a toujours une seconde chance :
Pour A.I.D.E.r un enfant plus vieux à tomber (et à rester) endormi..... 167

Restons en contact ! ........ 191

**APPENDICE**
Des réponses à toutes vos questions de A à Zzzzz ! ........ 193

Achevé d'imprimer au Canada
sur les presses de Quebecor World, Saint-Romuald